Klaus Franke · Empfängnisverhütung für Jugendliche

# Klaus Franke
# Empfängnisverhütung für Jugendliche

Kreuz-Verlag Stuttgart · Berlin

1. Auflage
© Kreuz-Verlag Stuttgart 1971
Composersatz: Aschenbroich, Stuttgart
Buchbinderische Verarbeitung: J. Waidner, Fellbach

ISBN 3 7831 0348 7

**Inhalt:**

| | |
|---|---|
| Einige Fragen zum Thema | 8 |
| Miteinander darüber sprechen | 9 |
| Orgasmus und Empfängnis | 10 |
| Petting | 11 |
| Methoden der Empfängnisverhütung | 12 |
| Unterbrochener Geschlechtsverkehr | 14 |
| Koitus reservatus | 15 |
| Rhythmusmethoden | 16 |
|   Kalender-Methode | 16 |
|   Temperatur-Methode | 19 |
| Scheidenspülung | 21 |
| Gummischutz für den Mann | 22 |
| Verschlußkappen (Pessare) | 25 |
|   Portiokappe | 25 |
|   Scheidendiaphragma | 26 |
| Intrauterinpessare | 27 |
| Chemische Verhütungsmittel | 29 |
| Hormonhaltige Verhütungsmittel | 30 |
| Junge Mädchen und Pille | 34 |
| Ärztliche Verordnung der Pille an junge Mädchen | 36 |
| Weitere hormonhaltige Verhütungsmittel | 37 |
| Die Namen der hormonellen Verhütungsmittel | 38 |
| Hormonelle Verhütungsmittel, die noch erforscht werden | 38 |

| | |
|---|---|
| Pille für den Mann | 41 |
| Operative Unfruchtbarmachung | 41 |
| Enthaltsamkeit | 43 |
| Wie sicher sind die einzelnen Verhütungsmethoden? | 44 |
| Zukunftsaussichten der Empfängnisverhütung | 46 |
| Empfängnisverhütung und Geschlechtskrankheiten | 47 |
| Abtreibung | 48 |
| Wo bekommt man Verhütungsmittel? | 49 |
| Beratung | 49 |
| Übersichtstabelle „Verhütungsmethoden" | 50 |
| Empfängnisschutz und Liebe | 51 |
| An alle, die älter und vielleicht gegen dieses Buch sind | 52 |

**D**iese Broschüre will den jugendlichen Leser über alle Möglichkeiten zur Empfängnisverhütung so klar und sachlich informieren, daß er in die Lage versetzt wird, mit ihnen umzugehen. Es soll nicht zum Geschlechtsverkehr ermuntert und es soll nicht davor gewarnt werden. Die grundsätzliche Entscheidung, Geschlechtsverkehr auszuüben oder nicht, kann nicht von der Kenntnis der Verhütungsmittel allein abhängen; sie muß aus anderen menschlichen Gründen kommen, wie sie in dem Buch „Spielregeln für Liebende"* vom gleichen Verfasser besprochen werden. Wenn aber junge, unverheiratete Menschen Geschlechtsverkehr miteinander haben und dabei kein Kind zeugen wollen, dann ist die Beachtung eines sicheren Empfängnisschutzes eine zwingende Voraussetzung. Es ist eine Forderung der Fairness im Umgang miteinander, daß man keinen Geschlechtsverkehr ausübt, solange man nicht mit diesen Methoden umzugehen weiß. Sie außer acht zu lassen, ist vom jungen Mann rücksichtslos egoistisch und vom jungen Mädchen fahrlässig dumm.

Wer die folgenden Seiten aufmerksam liest, wird zu der Einsicht kommen, daß es die ideale, das heißt eine absolut sichere und gleichzeitig von allen Nebenwirkungen freie Methode der Empfängnisverhütung noch nicht gibt. Ein gewisses Risiko muß immer mit in Kauf genommen werden. Um dieses Risiko so niedrig wie möglich zu halten, muß man die für die jeweilige Situation sicherste und unbedenklichste Methode wählen. Dafür sind für junge, unverheiratete Menschen oft andere Gesichtspunkte maßgebend als für ältere und verheiratete Partner. Deshalb wurde diese Schrift speziell für junge Leute geschrieben.

---

* Klaus Franke: Spielregeln für Liebende — Jugend und Neue Moral", Kreuz-Verlag Stuttgart · Berlin 1969

**Einige Fragen zum Thema**

*Von welchem Alter an kann man Kinder kriegen, das heißt, wann sind Jungen zeugungs- und Mädchen empfängnisfähig?*
Antwort: Sobald die Keimdrüsen — die Hoden und die Eierstöcke — arbeiten und reife Samen oder Eizellen ausstoßen, sind die Menschen fortpflanzungsfähig. Das ist bei Jungen im allgemeinen zwischen dem dreizehnten und sechzehnten Lebensjahr der Fall. Der erste Samenerguß zeigt den Eintritt der Geschlechtsreife an.
Beim Mädchen erfolgt die erste Monatsblutung in den meisten Fällen zwischen dem elften und vierzehnten Lebensjahr. Nicht immer kommt es dann auch schon zur Eireifung. In den ersten Jahren kann die Monatsblutung ohne Eisprung (anovulatorisch) auftreten, und es besteht dann noch keine Empfängnismöglichkeit; genauso gut kann aber auch von Anfang an der Eisprung erfolgen. Wenn die Monatsblutungen erst einmal eingesetzt haben, gibt es keine Möglichkeit für das Mädchen zu bemerken, ob es schon empfängnisfähig ist oder nicht. Auch der Arzt kann es nicht zuverlässig voraussagen, wann dieser Zeitpunkt erreicht sein wird. Deshalb muß sicherheitshalber mit Einsetzen der Regel grundsätzlich damit gerechnet werden, daß eine Empfängnis eintreten kann, falls ein ungeschützter Verkehr stattfindet. Manches Mädchen wurde auch schon vor dem Eintreten der ersten Monatsblutung schwanger, weil durch einen frühen Geschlechtsverkehr bereits das erste Ei, das sich aus dem Eierstock löste, zur Befruchtung kam.

*Wann sollen Verhütungsmethoden angewandt werden?*
Antwort: Unbedingt bei jedem Geschlechtsverkehr, bei dem eine Schwangerschaft nicht gewünscht wird. Nur während einer bereits bestehenden Schwangerschaft und nach den Wechseljahren der Frau ist kein Schutz nötig, da dann keine neue Schwangerschaft mehr eintreten kann.

*Ist Empfängnisverhütung gesundheitsschädlich?*
Antwort: Grundsätzlich nicht, in einzelnen Fällen und bei bestimmten Methoden kann sie es aber manchmal sein.

*Ist die „Pille" das beste Mittel zur Verhütung?*
Antwort: Nicht immer, und besonders nicht immer für junge Mädchen.

*Welche Verhütungsmethode ist für junge Menschen, die noch keinen regelmäßigen Verkehr haben, am besten?*
Antwort: In den meisten Fällen das Gummischutzmittel für den Mann.

Die Antworten auf die hier gestellten Fragen werden auf den folgenden Seiten ausführlicher behandelt.

**Miteinander darüber sprechen**

Richtige Liebe ist immer schön und beglückend, mit und ohne Geschlechtsverkehr. Wer keinen Geschlechtsverkehr haben wird, braucht auch nichts von Verhütungsmitteln zu wissen. Wer aber nicht so sicher ist, was auf ihn zukommt und wie es ihm beim nächsten und übernächsten Zusammentreffen ergehen wird, sollte sich vorsichtshalber genau und gründlich informieren.
Sexuelle Begegnung wird schöner durch die Liebe. Liebe will entspannte Hingabe. Angst führt zur Verkrampfung. Wer Angst vor einer Schwangerschaft haben muß, kann nicht glücklich lieben. Ein sicherer Empfängnisschutz ist eine notwendige Voraussetzung dafür, daß man die intime Begegnung auch froh erleben kann; natürlich gibt es daneben noch andere, nicht minder wichtige Voraussetzungen.
Junge Menschen sollten miteinander über alles sprechen. Gespräche machen vertraut, sie bringen einander näher. Gespräche über Empfängnisverhütung tun dies ganz besonders, und sie können gleichzeitig wie ein Test sein. Einmal wird man selbst erkennen, ob man in der Lage ist, unbefangen darüber zu sprechen, und zum anderen können die Reaktionen und die Ansichten des Partners Klärung bringen, ob er der rechte Partner ist, den man sich gerade für die intime Gemeinsamkeit wünschte, und ob die Freundschaft schon so tief und fest ist, daß der

Geschlechtsverkehr nicht zu einer Enttäuschung werden wird.

## Orgasmus und Empfängnis

Der Orgasmus ist das lustvolle Gefühl, in dem sich die sexuelle Spannung löst; nachher sind die Partner entspannt und befriedigt. Beim gesunden Mann hängen Orgasmus und Samenerguß stets miteinander zusammen. Wenn der Mann keinen Orgasmus während des Geschlechtsverkehrs erlebt, wird auch kein Samenerguß eintreten, und es kann keine Zeugung erfolgen.

Anders verhält es sich beim Mädchen. Die Ausstoßung des Eies aus dem Eierstock (Eisprung) geschieht unabhängig vom Orgasmus. Der Eisprung erfolgt bekanntlich normalerweise nur einmal im Zyklus, und zwar in der Regel etwa vierzehn Tage vor dem Beginn der nächsten Periode. Solange das Ei dann befruchtungsfähig ist, kann jeder ungeschützte Geschlechtsverkehr zur Empfängnis führen, ganz unabhängig davon, ob das Mädchen bei diesem Verkehr einen Orgasmus erlebt oder nicht.

Bei einem Notzuchtverbrechen wird eine Frau wohl nie den Lusthöhepunkt erleben; aber schon öfters ist infolge solch eines Verbrechens eine Schwangerschaft aufgetreten. Ein anderes Beispiel dafür, daß Empfängnis und Orgasmus unabhängig voneinander sind, bietet die künstliche Samenübertragung. Die Frau erlebt bei diesem medizinischen Eingriff keinen Orgasmus, häufig aber wird sie dadurch schwanger.

Andererseits kann es auch dann, wenn die weibliche Partnerin beim Verkehr einen Orgasmus erlebt, niemals zur Empfängnis kommen, wenn kein befruchtungsfähiges Ei zur Verfügung steht.

Also: Der Orgasmus des Mannes beim Verkehr ist eine notwendige Voraussetzung für eine Zeugung, der Orgasmus der Frau dagegen ist ohne Bedeutung für die Empfängnis.

## Petting

Petting ist das intensive erotische Spiel, bei dem jede Form der Berührung und der sexuellen Reizung erlaubt ist; nur die Vereinigung der Geschlechtsorgane muß unterbleiben. Oft gelingt es den Partnern, auch dabei sich gegenseitig sexuelle Befriedigung durch den Orgasmus zu verschaffen. Da sich das Glied aber nicht in der Scheide befindet, kommt auch der Samen nicht vor den Muttermund und kann somit nicht den Weg zum Ei finden.
Damit die Empfängnis sicher vermieden wird, muß beachtet werden, daß auch von außen kein Samen auf oder zwischen die Schamlippen gelangen darf. Von dort könnte er sich immer noch den Weg bis zum Ei bahnen. Die seltenen Fälle, in denen ein Mädchen trotz erhaltenen Jungfernhäutchens schwanger wurde, sind so zustande gekommen.
Gelangt Samenflüssigkeit auf eine andere Stelle des weiblichen Körpers, ist dies bedeutungslos; denn die Samenzellen können sich nicht über die trockene Haut fortbewegen.
Wer Petting als eine beglückende und lustvolle Art der partnerschaftlichen Intimbegegnung erlebt, die ihn voll befriedigt, braucht sich keine Gedanken über sonstige Methoden der Empfängnisverhütung zu machen, solange er sich stets und ausschließlich auf das Petting beschränkt. Die Erfahrung lehrt aber, daß die Sehnsucht nach der völligen Vereinigung doch meistens bleibt. Oft wird das Verlangen nach Vereinigung gerade durch das intensive Liebesspiel noch vergrößert, und was als Petting begann, endet schließlich doch im Geschlechtsverkehr. Wer sich dann nicht vorgesehen hat, ist schlecht dran. Deshalb: Auch wenn man nichts anderes als Petting wünscht oder vorhat, sollte man auf alle Fälle ein Verhütungsmittel in Reserve haben.
Wenn Petting über viele Jahre als einzige Art der sexuellen Befriedigung geübt wird, können dadurch manchmal Störungen für den späteren „normalen" Geschlechtsverkehr entstehen. Bei kürzer dauerndem Petting-Status ist dies aber nicht zu befürchten.

# Methoden der Empfängnisverhütung

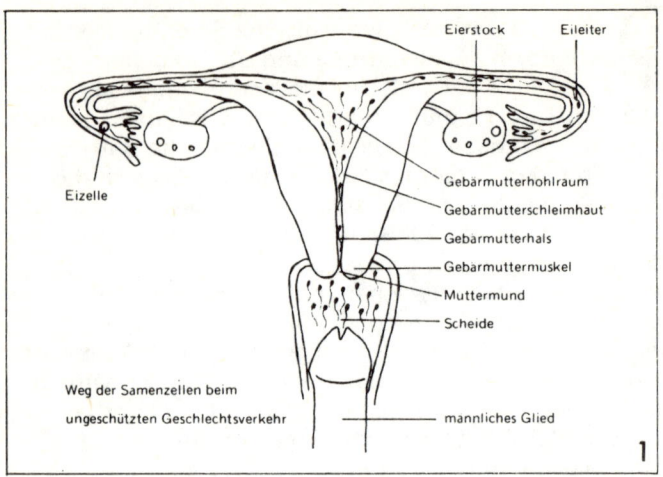

**V**oraussetzung für das Eintreten einer Schwangerschaft ist bekanntlich, daß eine Eizelle und eine Samenzelle zusammentreffen und sich miteinander vereinigen; man nennt diesen Vorgang „Befruchtung". Nach Einführen des Gliedes in die Scheide wird der Samen vor dem Muttermund entleert und dringt von dort aus durch die Gebärmutter zum Ei vor; die Befruchtung erfolgt im Eileiter (Abb. 1). Um das Zusammentreffen von Eizelle und Samenzelle zu verhindern, gibt es folgende Möglichkeiten:

## A) Methoden ohne Anwendung von Mitteln
1. Unterbrechen des Geschlechtsverkehres vor dem Samenerguß (Koitus interruptus).
2. Berechnung der empfängnisfreien Tage nach Knaus-Ogino (Kalendermethode).
3. Messung der Körpertemperatur, die nach dem Eisprung ansteigt (Temperaturmethode).

## B) Mechanische Methoden
1. Scheidenspülung (sehr unzuverlässig).
2. Gummiüberzug über das männliche Glied, der den Samen auffängt (Kondom oder Praeservativ).

3. Verschlußkappe auf den Muttermund (Portiokappe oder Kappenpessar).
4. Abschluß des hinteren Scheidengewölbes (Scheidendiaphragma).
5. Fremdkörper, der in die Gebärmutter eingeführt wird (Intrauterinpessar).

*C) Chemische Methoden*
Chemische Mittel, die den Samen in der Scheide abtöten (Gelees, Salben, Schaum, Spray, Tabletten).

*D) Hormonelle Methoden*
Hormonhaltige Mittel (Pillen oder Spritzen).

*E) Operative Methoden*
Unterbindung der Eileiter oder der Samenstränge (Sterilisation).

*F) Enthaltsamkeit*
Kein Geschlechtsverkehr (sexuelle Enthaltsamkeit).

Bei der nachfolgenden Besprechung der einzelnen Methoden werden jeweils folgende Fragen beantwortet werden:
a) Wie sicher ist die Methode hinsichtlich ihrer empfängnisverhütenden Wirkung?
b) Wie ist die Wirkung auf die Gesundheit?
c) Wie einfach oder umständlich ist die Anwendung?
d) Wie wird das intime Zusammensein der Partner beeinflußt?

Aus der Betrachtung dieser einzelnen Gesichtspunkte wird sich schließlich die Antwort auf unsere spezielle Frage ergeben: Ist die Methode für junge Menschen geeignet oder nicht?

## Unterbrochener Geschlechtsverkehr

Bei dieser Methode wird der Geschlechtsverkehr in der üblichen Weise begonnen, der Mann zieht sein Glied dann aber kurz vor dem Orgasmus schnell aus der Scheide zurück, damit der Samenerguß außerhalb erfolgt.

Diese Methode, die volkstümlich auch „Zurückzieher" oder „Aufpasser" genannt wird, ist schlecht, aber trotzdem wird sie sehr häufig angewandt. Wie erklärt sich dieser Widerspruch?

Immer wenn man sich nicht darauf vorbereitet hat und es dann doch zum Geschlechtsverkehr kommt, steht sie als einzige Methode zur Verfügung; denn jede andere Art der Empfängnisverhütung setzt irgendeine Vorbereitung voraus.

Und warum ist sie so schlecht? — Sie ist unsicher. Manchmal gelingt das Zurückziehen nicht rechtzeitig, und es kommt doch noch etwas Samen in die Scheide. In jedem Tropfen Samenflüssigkeit aber sind mehrere Millionen Samenzellen enthalten, und eine einzige dieser Zellen genügt zur Befruchtung. Auch Samen, der von außen zwischen die Schamlippen kommt, kann zur Empfängnis führen.

Ernstliche Gesundheitsschäden sind nicht zu befürchten, aber empfindliche Menschen können auf den unterbrochenen Verkehr mit nervösen Störungen reagieren. Die weibliche Partnerin ist durch diese Technik besonders belastet. Sie ist ganz auf die Zuverlässigkeit des Partners angewiesen, und wenn er den richtigen Zeitpunkt verpaßt, hat sie keinerlei Einfluß darauf. Andererseits ist das Mädchen aber die Leidtragende, wenn etwas schiefgeht. So wird sie eher angsterfüllt als froh und entspannt sein, und auch die sexuelle Befriedigung im Orgasmus wird sie meistens nicht erleben, denn in der Regel erreicht der Mann schneller den Erregungshöhepunkt, dem die Entspannung unmittelbar nachfolgt, als die Frau. Wenn sich der Mann aber bereits vor dem Eintritt seines Orgasmus zurückziehen muß, wird die Partnerin in hocherregtem Zustand zurückbleiben, und es bedarf besonderer Einübung und Erfahrung, damit auch sie dann noch die Entspannung erlebt. Unerfahrenen Partnern wird das meist nicht gelingen, und der unterbrochene Geschlechtsverkehr wird deshalb selten zu einer beglückenden Liebesgemeinschaft für beide Partner führen. Deshalb und wegen ihrer großen Unsicherheit ist diese Methode für Jugendliche nicht empfehlenswert. Wenn ein junges Mädchen mit einer ungewollten Schwangerschaft zum Arzt kommt, gibt es oft an, daß sie doch aber „aufgepaßt" hätten, und dann ist es meist der Koitus interruptus, der wieder einmal versagt hat. Wird ausnahmsweise mangels besserer Möglichkeiten doch einmal der unterbrochene Geschlechtsverkehr durchgeführt, müssen die Partner wissen, daß nach Alkoholgenuß oder bei Müdigkeit der richtige Zeitpunkt zum Zurückziehen besonders leicht verpaßt wird. Außerdem müssen sie darauf achten, daß auch von außen keine Samenflüssigkeit auf die Scheide kommen darf und daß bei einer Wiederholung des Geschlechtsverkehrs nach kurzer Zeit sich möglicherweise noch Samenzellen in der Harnröhre des Mannes befinden, die in die Scheide gelangen und zu einer Befruchtung führen können.

**Koitus reservatus (Carezza)**

**D**ies ist eine bei uns wenig geübte Art der sexuellen Vereinigung, in der die Partner lange Zeit ruhig verweilen, ohne die Erregung bis zum Höhepunkt kommen zu lassen. Dadurch unterbleibt der Samenerguß, und trotz der Vereinigung der Geschlechtsteile kann keine Befruchtung erfolgen.
Diese Methode erfordert viel Beherrschung und ist wegen der ungelösten sexuellen Spannung, in der beide Partner verharren, gesundheitlich nicht ganz unbedenklich. Für junge Menschen, die auf die Lust des Orgasmus in der Vereinigung wohl nie verzichten werden wollen, ist der Koitus reservatus keine brauchbare Methode.

## Rhythmusmethoden

Diese Verhütungsmethoden beruhen auf einer zeitweiligen Enthaltsamkeit in einem bestimmten Rhythmus. Zu ihnen werden keinerlei mechanische oder medikamentöse Mittel benötigt, und manche bezeichnen sie deshalb auch als „natürliche" Methoden gegenüber den anderen „unnatürlichen" oder „künstlichen" Methoden. Die katholische Kirche wertet diese „natürlichen" Methoden moralisch höher und erlaubt sie als einzige Art der Empfängnisverhütung ihren Gläubigen.

## Kalendermethode nach Knaus-Ogino

Die beiden Ärzte Knaus und Ogino haben unabhängig voneinander den Tag im Zyklus der Frau errechnet, an dem der Eisprung stattfindet, und haben gefunden, daß es meistens der vierzehnte Tag vor dem Beginn der folgenden Periode ist. Wenn man diesen Tag kennt und dazu berücksichtigt, daß die Eizelle spätestens einen halben Tag (= zwölf Stunden) nach dem Austritt aus dem Eierstock (Eisprung) abstirbt und daß der männliche Samen im Eileiter längstens drei Tage (= zweiundsiebzig Stunden) zeugungsfähig bleibt, ergibt sich daraus, daß eine Empfängnis bei ungeschütztem Verkehr in der Zeit drei Tage vor dem Eisprung bis einen halben Tag danach erfolgen kann.

Da der Zyklus, der vom ersten Tag einer Periode bis zum Tage vor Beginn der nachfolgenden Periode gerechnet wird, bei den meisten Mädchen und Frauen nicht ganz regelmäßig ist, sondern Schwankungen von mehreren Tagen aufweisen kann, muß ein Menstruationskalender geführt werden, aus dem zu ersehen ist, wie lange im einzelnen Falle der längste und wie lange der kürzeste Zwischenraum zwischen zwei Perioden ist. Erst wenn dieser Kalender ein, besser zwei Jahre gewissenhaft geführt wurde, bestehen ausreichend sichere Voraussetzungen für die Berechnung der empfängnisfreien Tage, der man den längsten und den kürzesten in dieser Zeit beobachteten Zwischenraum zwischen zwei Monatsblutungen zugrundelegt.

|  | Januar | | | | | Februar | | | | | März | | | |
|---|---|---|---|---|---|---|---|---|---|---|---|---|---|---|
| Sonntag |  | ④ | 11 | 18 | 25 | ① | 8 | 15 | 22 |  | ① | 8 | 15 | 22 | ㉙ |
| Montag |  | ⑤ | 12 | 19 | 26 | ② | 9 | 16 | 23 |  | ② | 9 | 16 | 23 | ㉚ |
| Dienstag |  | ⑥ | 13 | 20 | 27 | 3 | 10 | 17 | 24 |  | ③ | 10 | 17 | 24 | ㉛ |
| Mittwoch |  | 7 | 14 | 21 | 28 | 4 | 11 | 18 | 25 |  | ④ | 11 | 18 | 25 |  |
| Donnerstag | 1 | 8 | 15 | 22 | 29 | 5 | 12 | 19 | 26 |  | 5 | 12 | 19 | 26 |  |
| Freitag | 2 | 9 | 16 | 23 | ㉚ | 6 | 13 | 20 | ㉗ |  | 6 | 13 | 20 | 27 |  |
| Samstag | ③ | 10 | 17 | 24 | ㉛ | 7 | 14 | 21 | ㉘ |  | 7 | 14 | 21 | 28 |  |

|  | April | | | | | Mai | | | | | Juni | | | |
|---|---|---|---|---|---|---|---|---|---|---|---|---|---|---|
| Sonntag |  | 5 | 12 | 19 | ㉖ |  | 3 | 10 | 17 | ㉔ | 31 |  | 7 | 14 | ㉑ | 28 |
| Montag |  | 6 | 13 | 20 | ㉗ |  | 4 | 11 | 18 | ㉕ |  | 1 | 8 | 15 | ㉒ | 29 |
| Dienstag |  | 7 | 14 | 21 | ㉘ |  | 5 | 12 | 19 | ㉖ |  | 2 | 9 | 16 | ㉓ | 30 |
| Mittwoch | ① | 8 | 15 | 22 | ㉙ |  | 6 | 13 | 20 | 27 |  | 3 | 10 | 17 | ㉔ |  |
| Donnerstag | 2 | 9 | 16 | 23 | ㉚ |  | 7 | 14 | 21 | 28 |  | 4 | 11 | 18 | ㉕ |  |
| Freitag | 3 | 10 | 17 | 24 |  | 1 | 8 | 15 | 22 | 29 |  | 5 | 12 | 19 | 26 |  |
| Samstag | 4 | 11 | 18 | 25 |  | 2 | 9 | 16 | ㉓ | 30 |  | 6 | 13 | 20 | 27 |  |

|  | Juli | | | | | August | | | | | September | | | |
|---|---|---|---|---|---|---|---|---|---|---|---|---|---|---|
| Sonntag |  | 5 | 12 | ⑲ | 26 |  | 2 | 9 | 16 | 23 | 30 |  | 6 | 13 | 20 | 27 |
| Montag |  | 6 | 13 | ⑳ | 27 |  | 3 | 10 | 17 | 24 | 31 |  | 7 | 14 | 21 | 28 |
| Dienstag |  | 7 | 14 | ㉑ | 28 |  | 4 | 11 | ⑱ | 25 |  | 1 | 8 | ⑮ | 22 | 29 |
| Mittwoch | 1 | 8 | 15 | ㉒ | 29 |  | 5 | 12 | ⑲ | 26 |  | 2 | 9 | ⑯ | 23 | 30 |
| Donnerstag | 2 | 9 | 16 | 23 | 30 |  | 6 | 13 | ⑳ | 27 |  | 3 | 10 | ⑰ | 24 |  |
| Freitag | 3 | 10 | 17 | 24 | 31 |  | 7 | 14 | ㉑ | 28 |  | 4 | 11 | ⑱ | 25 |  |
| Samstag | 4 | 11 | 18 | 25 |  | 1 | 8 | 15 | 22 | 29 |  | 5 | 12 | ⑲ | 26 |  |

|  | Oktober | | | | | November | | | | | Dezember | | | |
|---|---|---|---|---|---|---|---|---|---|---|---|---|---|---|
| Sonntag |  | 4 | 11 | 18 | 25 | 1 | 8 | 15 | 22 | 29 |  | 6 | 13 | 20 | 27 |
| Montag |  | 5 | ⑫ | 19 | 26 | 2 | 9 | 16 | 23 | 30 |  | 7 | 14 | 21 | 28 |
| Dienstag |  | 6 | ⑬ | 20 | 27 | 3 | ⑩ | 17 | 24 |  | 1 | ⑧ | 15 | 22 | 29 |
| Mittwoch |  | 7 | ⑭ | 21 | 28 | 4 | ⑪ | 18 | 25 |  | 2 | ⑨ | 16 | 23 | 30 |
| Donnerstag | 1 | 8 | ⑮ | 22 | 29 | 5 | ⑫ | 19 | 26 |  | 3 | ⑩ | 17 | 24 | 31 |
| Freitag | 2 | 9 | 16 | 23 | 30 | 6 | ⑬ | 20 | 27 |  | 4 | ⑪ | 18 | 25 |  |
| Samstag | 3 | 10 | 17 | 24 | 31 | 7 | 14 | 21 | 28 |  | 5 | ⑫ | 19 | 26 |  |

Menstruationskalender

Vom längsten Zwischenraum werden dreizehn Tage und vom kürzesten Zwischenraum siebzehn Tage abgezogen.
Diese Zahlen errechnen sich folgendermaßen:

| | | |
|---|---|---|
| Eisprung vor der Periode | = | 14 Tage |
| zuzüglich Lebensdauer des Samens | = | 3 Tage |
| | | 17 Tage |
| Eisprung vor der Periode | = | 14 Tage |
| abzüglich Lebensdauer des Eies | = | 1 Tag |
| | | 13 Tage |

Würde sich aus dem Menstruationskalender ergeben, daß der längste Abstand zwischen den ersten Tagen zweier Perioden 31 Tage und der kürzeste Abstand 25 Tage beträgt, so sähe die Berechnung so aus:

$$25 - 17 = 8. \text{Zyklustag}$$
$$31 - 13 = 18. \text{Zyklustag}$$

Vom 8. bis zum 18. Zyklustag bestände also die Möglichkeit einer Empfängnis.

Ein zweites Beispiel mit einem kürzesten Zyklus von 27 Tagen und längsten Zyklus von 29 Tagen:

$$27 - 17 = 10. \text{Zyklustag}$$
$$29 - 13 = 16. \text{Zyklustag}$$

Der 10. bis 16. Zyklustag wären also die „fruchtbaren" Tage.
Sicherer ist es auf alle Fälle, davor und dahinter jeweils ein bis zwei Tage noch zuzuzählen.

Da es in einem lebendigen Organismus aber immer Rhythmusschwankungen geben kann, die über die im Menstruationskalender erfaßten Termine noch hinausgehen, und der Eisprung unter bestimmten seltenen Umständen auch an jedem anderen Tage des Zyklus erfolgen kann, ist diese Verhütungsmethode nicht sehr sicher. Es läßt sich nur soviel sagen, daß eine Empfängnis während der „fruchtbaren" Tage wahrscheinlich und an den übrigen Tagen unwahrscheinlich wäre; daß sie aber an jenen Tagen mit absoluter Sicherheit ausbleiben müßte, kann man nicht sagen. Völlig ausgeschlossen ist bei einem gesunden, geschlechtsreifen Mädchen die Empfängnis beim ungeschützten Verkehr nie, es sei denn, daß bereits eine Schwangerschaft vorläge.

## Temperaturmethode

Die Ruhetemperatur des Körpers, die sogenannte Basaltemperatur, steigt nach dem Eisprung um 0,3 bis 0,6º Celsius an und bleibt bis zur nächsten Periode auf dieser Höhe, dann fällt sie wieder ab, um mit dem folgenden Eisprung erneut anzusteigen. Um diese geringen Temperaturschwankungen genau erfassen zu können, muß die Körpertemperatur täglich nach mindestens 6stündiger Nachtruhe morgens im Bett vor dem Aufstehen gemessen werden, und zwar 4—5 Minuten lang im Mund oder im After; dazu kann man jedes übliche Fieberthermometer verwenden (Abb. 2).
Nach der Periode wird die Basaltemperatur zum Beispiel etwa 36,6º C betragen und dann nach mehreren Tagen auf etwa 37º Celsius ansteigen. Dieser Anstieg, der durch Hormone des Eierstockes ausgelöst wird, zeigt an, daß der Eisprung erfolgt ist, und da das Ei bekanntlich wenige Stunden danach abstirbt, kann vom Tage nach der Temperaturerhöhung bis zur nächsten Periode keine Empfängnis mehr stattfinden. Um sicher mit dieser Methode umgehen zu können, sollte die Temperatur täglich auf einem Kurvenblatt eingetragen werden. Außerdem muß man berücksichtigen, daß Temperaturerhöhungen natürlich auch durch Erkrankungen, zum Beispiel schon durch eine leichte Erkältung, hervorgerufen werden können, die dann nicht mit dem Anstieg der „Basaltemperatur" verwechselt werden dürfen. Auch solche leichten Gesundheitsstörungen müssen in der Temperaturkurve vermerkt werden. Bei gewissenhafter Messung und genauer Beachtung aller Störungsmöglichkeiten ist diese Methode sehr sicher. Leider gibt sie aber nur für die zweite Hälfte des Zyklus Sicherheit, also für weniger als vierzehn Tage.
Gesundheitsschädlich sind die Rhythmusmethoden beide nicht, aber das liebende Zusammensein der Partner behindern sie doch erheblich. Jedermann weiß, daß der Wunsch nach intimem Zusammensein aus verschiedenen Gründen immer wieder erwächst, und der Zwang, sich dann nach dem Kalender oder nach der Temperaturkurve richten zu müssen, wird der Erfüllung dieses Wunsches häufig entgegenstehen. Aus diesem Grunde können

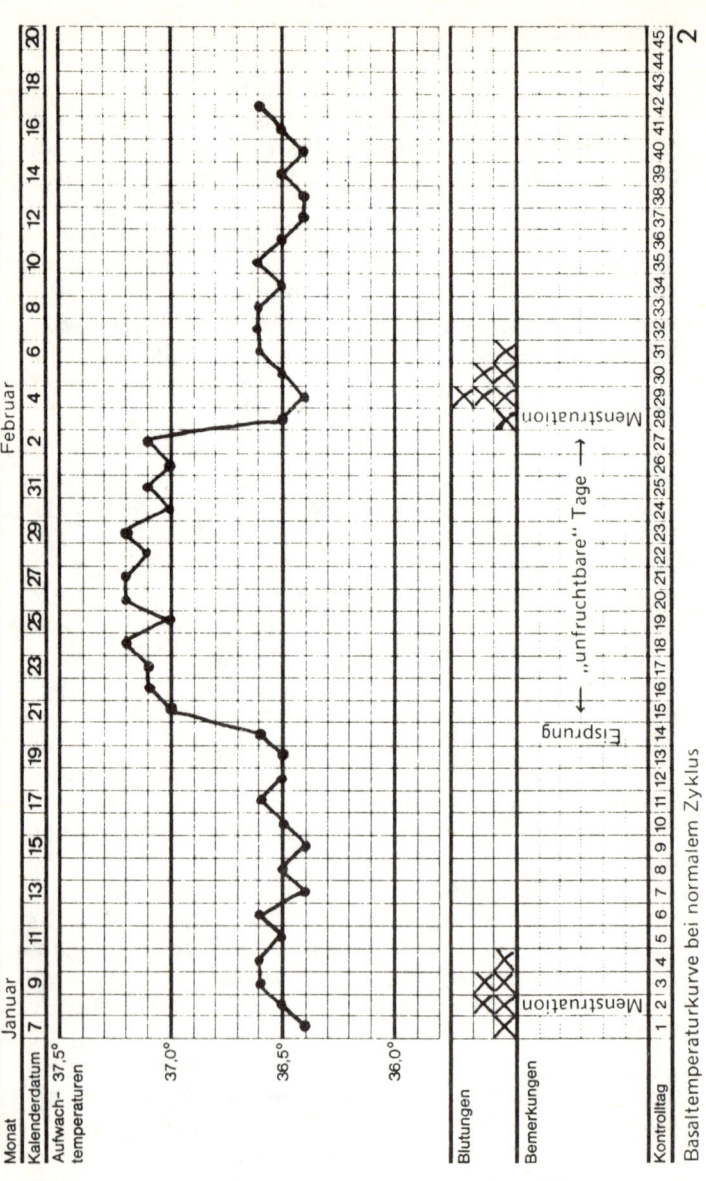

Basaltemperaturkurve bei normalem Zyklus

wir diese Methoden auch nicht als „natürlich" bezeichnen; denn sie tun der freien Entfaltung des menschlichen Liebesverlangens sehr viel mehr Zwang an als der Gebrauch jener Verhütungsmittel, die jederzeit angewandt werden können.
Für junge Menschen sind weder die Berechnungsmethode nach Knaus-Ogino noch die Temperaturmethode sehr brauchbar, da sie eine „periodische Enthaltsamkeit" erfordern. Diese mag bei einem geregelten Geschlechtsleben in einer Ehe durchführbar sein; jungen, unverheirateten Menschen aber wird es nur selten gelingen, sich daran zu halten. Sie sollten sich deshalb von vornherein nicht auf solche unsicheren Methoden verlassen, die in der Praxis schon so oft versagt haben.

**Scheidenspülung**

Durch das Ausspülen der Scheide mit ein bis zwei Litern lauwarmen Wassers unmittelbar nach dem Verkehr wird mitunter versucht, eine Empfängnis zu verhüten. Die Wirksamkeit dieser Maßnahme ist äußerst unsicher. Samenzellen können sehr schnell nach dem Erguß in den Muttermund eindringen, wo sie von der Spülung nicht mehr erreicht werden, und es ist sogar denkbar, daß sie durch das Wasser noch zusätzlich hineingedrückt werden.
Eine Scheidenspülung kann nur ein verzweifelter Versuch sein, wenn man unvorsichtig genug war, keinen anderen Schutz zu beachten. Man benötigt dazu einen Irrigator oder einen größeren Gummiballon mit einem entsprechenden Ansatzrohr, und beides wird man wahrscheinlich im Bedarfsfalle nicht gerade zur Hand haben. Als eine brauchbare Methode zur Empfängnisverhütung kann die Spülung wegen ihrer großen Unsicherheit nicht bezeichnet werden.
Auch regelmäßige Scheidenspülungen, wie sie früher in der „Intimhygiene" üblich waren, werden heute ärztlicherseits grundsätzlich abgelehnt, da sie der Gesundheit eher schaden als nützen. Das tägliche Waschen der äußeren Geschlechtsteile mit Wasser und milder Seife ist für beide Geschlechter völlig ausreichend. Die Frau soll

beim Waschen die großen Schamlippen etwas spreizen, und der Mann soll die Vorhaut des Penis dabei zurückziehen.

### Gummischutz für den Mann

Das Gummischutzmittel (Kondom, Praeservativ) ist auch heute noch eines der meist gebrauchten Verhütungsmittel. Es besteht aus einer feinen Gummihülle, die zusammengerollt in einer flachen Packung aufbewahrt wird. Zum Gebrauch wird sie kurz vor dem Verkehr über das steife Glied des Mannes gestreift (hochgerollt), und zwar bei zurückgezogener Vorhaut und so, daß die Hülle vor der Eichel etwas übersteht, damit ein freier Raum bleibt, in dem sich die Samenflüssigkeit ansammeln kann; anderenfalls könnte sie am oberen Rand herausquellen. Nach dem Verkehr soll das Kondom beim Herausziehen des Gliedes aus der Scheide an der Gliedwurzel festgehalten werden, damit es nicht abrutscht (Abb. 3).

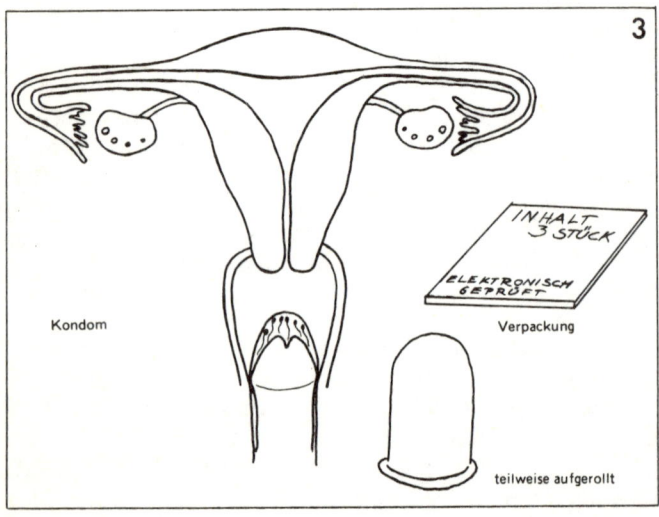

Mitunter wird der Gummi von der Herstellerfirma bereits mit einer Gleitsalbe versehen. Ist das nicht der Fall, sollte, wenn der Scheideneingang trocken ist, das Kondom mit Speichel etwas angefeuchtet oder mit einer Salbe als Gleitmittel versehen werden, damit es beim Einführen nicht Schmerzen verursacht oder gar einreißt. Besonders geeignet dafür sind samenabtötende Salben, die dann gleichzeitig die Sicherheit erhöhen.

Wenn es in der beschriebenen Weise richtig angewandt wird, stellt das Kondom einen sehr zuverlässigen Empfängnisschutz dar und bietet gleichzeitig einen gewissen (nicht vollkommenen) Schutz gegen die Ansteckung mit einer Geschlechtskrankheit. Die Krankheitskeime der Syphilis und des Trippers, die beim Verkehr von der Scheide auf das Glied oder umgekehrt übergehen, können den Gummi nicht durchdringen.

Das Überstreifen vor dem Verkehr wird nicht als störend empfunden, wenn sich die Partner von vornherein daran gewöhnen, es in ihr Liebesspiel als etwas, das dazu gehört, mit aufzunehmen. Beim Verkehr selbst wird das feine Gummihäutchen meist überhaupt nicht empfunden. Nach einmaligem Gebrauch wird das Kondom vernichtet.

Im Handel gibt es viele Fabrikate. Die Preise schwanken etwa zwischen DM 1,— und DM 5,— für eine Packung mit drei Stück. Man sollte nicht das billigste und braucht nicht das teuerste Fabrikat zu nehmen. Auf der Packung ist der Aufdruck „Elektronisch geprüft" wichtig, da er eine Qualitätsgarantie darstellt. Die Gummiqualität kann aber auch durch langes Lagern leiden, und es ist deshalb zweckmäßig, die Packung dort zu besorgen, wo der Umsatz groß ist, also möglichst in einer verkehrsreichen Gegend oder im Versandhandel. Selbst sollte man das Kondom nicht länger als drei Jahre aufbewahren. Ist man sich nicht ganz sicher, ob der Kondomgummi einwandfrei ist, kann man ihn durch Aufblasen oder durch Auffüllen mit Wasser prüfen und sollte —falls vorhanden — zusätzlich ein samenabtötendes chemisches Mittel vor dem Verkehr in die Scheide einführen. Zu haben sind Kondome in Apotheken, Drogerien, bei Friseuren oder in Versandhäusern und auch in Automaten, die leider bislang nur in Herrentoiletten aufgestellt werden dürfen.

Für junge Menschen ist das Kondom zur Empfängnisverhütung besonders geeignet. Seine Anwendung ist einfach, der Empfängnisschutz ist bei richtigem Gebrauch sehr

sicher, gesundheitlich ist es absolut unschädlich, und es schützt außerdem als einziges aller Verhütungsmittel gegen eine Ansteckung mit Geschlechtskrankheiten. Man kann es überall kaufen, ohne einen Arzt vorher aufsuchen zu müssen, es ist lange haltbar und so flach verpackt, daß man es jederzeit unauffällig bei sich haben kann. Es kostet nicht viel — und wenn man es nicht gebraucht hat, war der Einsatz nicht zu hoch.
Könnte auch das junge Mädchen einen Gummischutz für den Mann bei sich haben? Natürlich wäre es besser, das Mädchen hätte ein Schutzmittel „für alle Fälle" für sich selbst. Aber es gibt für diesen Zweck kaum ein geeignetes; bislang entspricht das Kondom am besten den Anforderungen für ein Schutzmittel, das Jugendliche jederzeit griffbereit haben sollten. Gewiß wird sich das im Laufe der Weiterentwicklung der Verhütungsmittel ändern. Vielleicht wird die „Pille danach" einmal das beste Verhütungsmittel für solche Fälle sein. In ihrem gegenwärtigen Entwicklungszustand ist sie aber überhaupt noch nicht brauchbar. Die Pessare andererseits sind zu umständlich in der Anwendung oder zu unsicher, und chemische Mittel allein sind ebenfalls unzuverlässig. So ist vorläufig das Kondom das empfehlenswerteste Verhütungsmittel „für alle Fälle", und deshalb sollte es erforderlichenfalls auch das Mädchen bei sich haben. Gibt sie dies allerdings schon nach kurzer Bekanntschaft zu erkennen, wird es nur abstoßend auf den jungen Mann wirken. Wenn sie es aber so lange zu verbergen weiß, bis die menschlichen Voraussetzungen zur intimen Begegnung, wie ich sie in meinem Buche „Spielregeln für Liebende" aufgezeigt habe, gegeben sind, um dann erforderlichenfalls ihrem Freund zu zeigen, daß sie an das gedacht hat, was er offenbar vergessen hat, braucht dieses nichts Peinliches zu haben. Junge Menschen, die sich einander so lieb haben und sich so vertrauen, daß sie sich ganz einander hingeben wollen, brauchen sich nicht zu schämen, Verhütungsmittel auszutauschen. Solange ihnen der Austausch dieser Mittel peinlich ist, müßte ihnen ein Geschlechtsverkehr noch viel peinlicher sein. Im Zeichen der Gleichberechtigung muß das Mädchen die Verantwortung für den Empfängnisschutz ebenso übernehmen wie der junge Mann, und wenn das Kondom das zweckmäßigste Mittel dafür ist, muß sie dieses eben dem Partner geben, wenn er selbst keines bei sich hat.

Dies ist sehr viel vernünftiger und sicherer, als sich etwa auf den unterbrochenen Geschlechtsverkehr oder eine andere unsichere Methode zu verlassen.

### Verschlußkappen (Pessare)

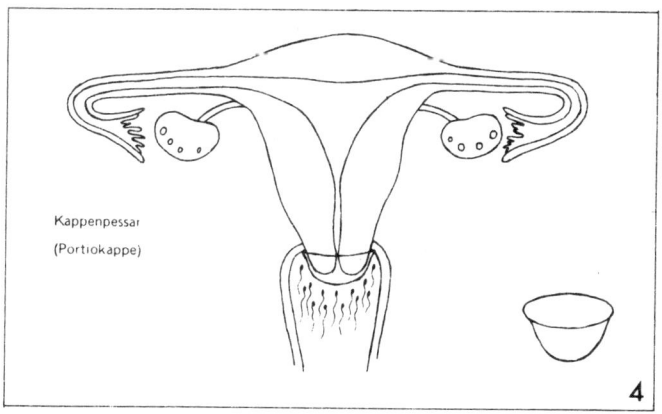

Kappenpessar
(Portiokappe)

4

**D**ie Gebärmutter ragt mit ihrem untersten Teil (Portio) in die Scheide hinein. In seiner Mitte findet sich eine grübchenförmige Öffnung, die in die Gebärmutter hineinführt, man nennt sie den „Muttermund". Durch diese Öffnung müssen die Samenzellen eindringen, wenn sie den Weg zur Eizelle finden wollen. Wird sie fest verschlossen, kann keine Samenzelle zum Ei gelangen, und die Befruchtung wird verhütet. Dazu dient die Gebärmutterkappe ( P o r t i o k a p p e ). Sie ist meist aus einem durchsichtigen Kunststoff hergestellt und wird über den Muttermund gestülpt (Abb. 4). Wenn sie richtig sitzt, verschließt sie ihn fest. Es gibt die Kappe in verschiedenen Weiten, und der Arzt muß die passende Kappe auf den Muttermund aufsetzen. Nur bei richtiger Größe kann sie ihren Zweck erfüllen. Alle drei Wochen muß dann aber der Gebärmuttereingang wieder freigegeben werden, damit das Menstruationsblut austreten kann, und nach Beendigung der Menstruation muß die Kappe erneut aufgesetzt werden, und zwar meist wieder durch den Arzt, da es nur schwer gelingt, es selber zu tun. Die Methode ist zwar bei richtiger Anwendung sehr sicher und auch nicht gesundheitsschädlich. Durch ihre Umständlichkeit und die ständige Bindung an den Arzt ist sie für junge Mädchen aber kaum geeignet; außerdem ist ihre Anwendung erst bei zerstörtem Jungfernhäutchen möglich.

Einfacher im Gebrauch ist ein anderes Pessar, das sogenannte S c h e i d e n d i a p h r a g m a oder auch Gummi- oder Segelpessar (Abb. 5). Es besteht aus einer dünnen Gummihaut, die von einer kreisförmigen Spirale gespannt wird, und hat einen Durchmesser von ca. 7 cm.

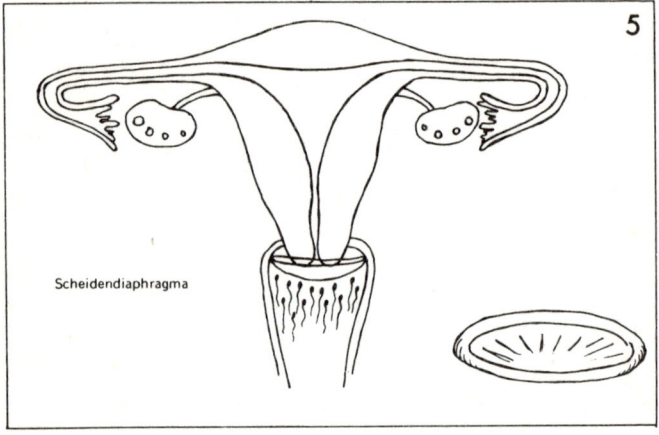

Dieses Pessar wird zusammengedrückt mit der Hand so tief wie möglich in die Scheide eingeführt. Am besten gelingt dies bei gespreizten Beinen in der Hockstellung oder in Rückenlage. Wenn sich der Spiralring dann strafft und an die Scheidenwände anlegt, wird das ganze hintere Scheidengewölbe, in das auch der Muttermund hineinragt, durch die Gummihaut abgeschlossen. Das Pessar sitzt richtig, wenn beim Nachfühlen der Muttermund durch die Gummimembran zu tasten ist; er fühlt sich etwa wie eine Daumenkuppe mit einem Grübchen in der Mitte an.

Das Pessar kann schon Stunden vor dem Verkehr eingelegt, und es sollte erst etwa acht Stunden danach entfernt werden. Insgesamt aber darf es nicht länger als

etwa zwölf Stunden hintereinander in der Scheide
bleiben, weil es sonst zu Schleimhautentzündungen
kommen kann. Beim Verkehr wird das Diaphragma
nicht störend empfunden.

Die passende Größe des Pessars muß auch hier wieder
durch den Arzt festgestellt werden. Trotzdem ist der
Abschluß an der Scheidenwand nicht immer so dicht,
daß nicht einzelne Spermien doch noch durchschlüpfen
könnten. Zur Erhöhung der Sicherheit wird deshalb
dringend empfohlen, zusätzlich ein chemisches samen-
tötendes Mittel kurz vor dem Verkehr in die Scheide
einzuführen. Diese Kombination ist dann zwar ausreichend zuverlässig, sie ist aber gleichzeitig in ihrer Anwendung doch ziemlich umständlich, so daß sie für junge
Mädchen kaum empfohlen werden kann. Außerdem ist
bei Mädchen, die noch nicht geboren haben, der Sitz des
Diaphragmas in der Scheide oft nicht einwandfrei.

**Intrauterinpessare**

Hierbei handelt es sich um Fremdkörper aus gewe-
befreundlichem Kunststoff, die in Form von
kleinen Schleifen, Ringen oder Spiralen in die
Gebärmutter eingeführt werden. Sie verhindern dort,
daß sich ein befruchtetes Ei in die Gebärmutterschleimhaut einnisten kann, und verhüten so das Entstehen
einer Schwangerschaft. Diese Pessare werden auch
IUCD (englisch = Intra Uterine Contraceptive Device)
genannt (Abb. 6).

Das Einführen in die Gebärmutter durch den Arzt ist
relativ leicht möglich, und wenn sie nicht wieder von
selbst ausgestoßen werden oder wegen einer Entzündung
durch den Arzt entfernt werden müssen, dann bieten
die Intrauterinpessare über Jahre einen recht sicheren
Empfängnisschutz, ohne daß die Partner noch irgend
etwas Weiteres zu beachten brauchten. Nach der Ent-
fernung aus der Gebärmutter besteht im allgemeinen
wieder die gleiche Empfängnisbereitschaft wie vorher.

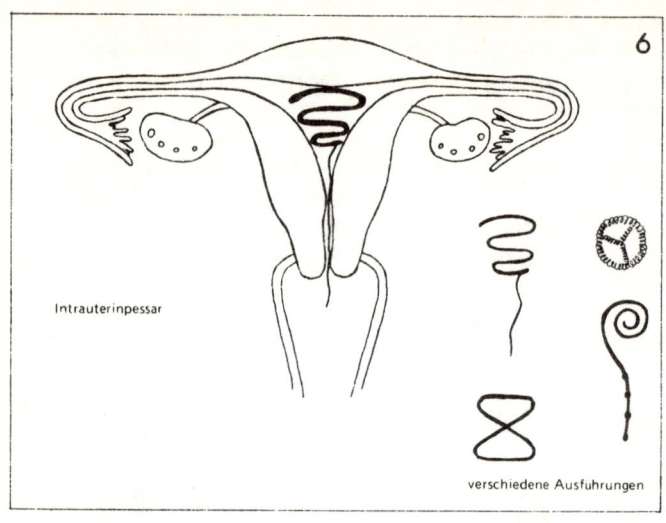

Intrauterinpessar

verschiedene Ausführungen

Diese Methode wurde zwar im wesentlichen in Deutschland entwickelt, sie war aber lange Zeit bei uns verboten und ist auch heute noch wenig üblich. Sie ist besonders geeignet für Menschen, die nicht intelligent oder zuverlässig genug sind, eine der anderen Verhütungsmethoden anzuwenden. Gesundheitlich ist sie nicht immer ganz harmlos: sie kann Entzündungen in der Gebärmutter oder im kleinen Becken verursachen. Zum anderen werden etliche Bedenken dagegen erhoben, weil hierbei nicht die Befruchtung der Eizelle verhindert wird, sondern erst die Einnistung der befruchteten Eizelle in die Gebärmutter, die etwa fünf bis sieben Tage später erfolgt.

Für junge Mädchen kann die Einlage von Intrauterinpessaren kaum empfohlen werden. Einmal besitzt man noch zu wenig Erfahrungen damit, und zum anderen wären sie mindestens in der ersten Zeit an den Arzt gebunden, da wiederholte Untersuchungen zur Kontrolle des richtigen Sitzes und zur Beobachtung eventueller gesundheitlicher Störungen erforderlich sind. Dazu kommt, daß das Einlegen des Pessars bei jungen Mädchen oft schwieriger ist und es auch öfter wieder ausgestoßen wird, als bei Frauen, die schon entbunden haben.

## Chemische Verhütungsmittel

Chemische Substanzen werden kurz vor dem Verkehr als Tabletten, Zäpfchen, Creme, Spray oder Schaum tief in die Scheide eingeführt und wirken dort sperma-abtötend. Gleichzeitig bilden sie ein mechanisches Hindernis für das Vordringen der Samenzellen. Die Einführung erfolgt mit den Fingern oder mit einfachen Vorrichtungen, die mit genauen Gebrauchsanweisungen den Mitteln beigepackt sind. Die Substanzen brauchen einige Minuten, um sich in der Scheide zu verteilen. Tabletten oder Zäpfchen können sich bei trockener Schleimhaut nicht immer genügend auflösen, deshalb sind die anderen Gebrauchsformen empfehlenswerter; Gelees und Creme wirken zudem noch als Gleitmittel (Abb. 7).

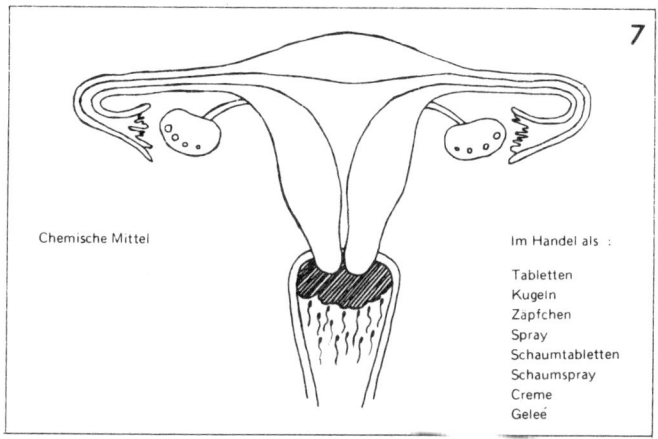

Chemische Mittel

Im Handel als :

Tabletten
Kugeln
Zäpfchen
Spray
Schaumtabletten
Schaumspray
Creme
Gelee

Die samenabtötende Wirkung dieser Mittel hält nach Einbringung in die Scheide etwa vier Stunden an. Bei einem später wiederholten Verkehr müssen sie erneut eingeführt werden. Gesundheitliche Schädigungen sind bei den heute im Handel befindlichen Präparaten nicht mehr zu befürchten; früher kam es öfters zu Entzündungen der Scheidenschleimhaut.
Die Befürchtungen, daß Samenzellen, die vielleicht nur geschädigt wurden und dann doch noch zur Befruchtung

führten, Mißbildungen verursachen könnten, haben sich nicht bestätigt. Bislang wurden solche Schäden nicht beobachtet.
Die verhütende Wirkung der chemischen Mittel ist aber nicht so sicher, daß man sich auf sie allein verlassen könnte. Es werden nicht immer alle der 100—500 Millionen Samenzellen, die bei jedem Samenerguß ausgestoßen werden, abgetötet, und bekanntlich genügt eine einzige Samenzelle zur Befruchtung des Eies. Es wird deshalb empfohlen, chemische Mittel gemeinsam mit dem Scheidendiaphragma anzuwenden. In dieser Kombination bilden die beiden Methoden, die jede für sich allein nicht zuverlässig genug sind, einen recht sicheren Schutz. In der Praxis müßte so verfahren werden, daß das Pessar schon etwas länger vor dem Zusammensein eingelegt wird. Unmittelbar vor dem Verkehr wird dann zusätzlich noch ein chemisches Mittel eingeführt. Wem das nicht zu mühsam ist, der hat damit eine recht sichere Verhütungsmethode. Beim Verkehr wirkt sie nicht störend. Die Erfahrung hat aber gezeigt, daß sie für Jugendliche nicht sonderlich geeignet ist; diese doppelte Anwendung ist wohl doch zu umständlich.

### Hormonhaltige Verhütungsmittel

Das bekannteste dieser Mittel ist die Pille (volkstümlich: Anti-Baby-Pille; wissenschaftlich: Ovulationshemmer oder hormonelles Antikonzeptivum). Die Pille enthält Hormone, Gestagen und Oestrogen, wie sie der weibliche Körper selbst in der zweiten Hälfte des Zyklus und während der Schwangerschaft bildet. Das Oestrogen (Follikelhormon) bestimmt die Ausbildung der typisch weiblichen Geschlechtsmerkmale und sorgt während der Eireifung für den Aufbau der Gebärmutterschleimhaut. Das Gestagen (Gelbkörperhormon) entsteht nach dem Eisprung im Eierstock. Es ist für den Anstieg der Basaltemperatur verantwortlich, und es wandelt die Gebärmutterschleimhaut so um, daß sie aufnahmefähig wird für das Ei. Kommt es nicht zur Befruchtung und damit auch nicht zur Einnistung des Eies, läßt die Hormonbildung plötzlich nach, und die Gebärmutterschleimhaut wird abgestoßen; die Monatsblutung tritt ein. Wurde das Ei aber befruchtet, dann hört die Hormonbildung nicht auf, sondern nimmt sogar noch zu und sorgt dafür, daß die Gebärmutterschleimhaut erhalten bleibt und der Keim sich einnisten und neun Monate ungestört entwickeln kann. Für diese Zeit bewirken die Hormone auch, daß keine weitere Empfängnis möglich ist. In gleicher Weise empfängnisverhütend wirken die Hormone der Pille. Ihre Einnahme macht eine Befruchtung dadurch unmöglich, daß — wie in der Schwangerschaft — im Eierstock keine Eier mehr heranreifen und auch kein Eisprung stattfindet. Gleichzeitig erfolgen weitere Einwirkungen auf die weiblichen Geschlechtsorgane, die zur Empfängnisverhütung beitragen. Das Aufsteigen der Samenzellen von der Scheide in die Gebärmutter wird dadurch erschwert, daß der im Gebärmutterhals befindliche Schleim, der sich sonst zur Zeit des Eisprunges verflüssigt, zäh und undurchdringlich bleibt, und außerdem wird die Gebärmutterschleimhaut so verändert, daß sich gar kein Ei einnisten könnte. Das ist nicht unwichtig; denn in seltenen Fällen wurde trotz Einnahme der Pille gelegentlich doch noch ein Eisprung beobachtet. Durch diese mehrfachen Angriffspunkte ist die Empfängnisverhütung aber so sicher, daß die Pille heute als das zuverlässigste aller Verhütungsmittel gilt. Diese Sicherheit besteht aber nur, wenn die Einnahme genau nach Vorschrift erfolgt.

Es gibt bei uns im Handel ein großes Angebot von Pillen verschiedener Herstellerfirmen. Die Einnahmevorschrift, die jeder Packung beigelegt ist, lautet für die meisten Pillen: am fünften Tag der Monatsblutung beginnen und dann einundzwanzig Tage lang täglich einnehmen, anschließend eine Woche Pause, dann wieder drei Wochen lang einnehmen, dann wieder Pause und so fort. Es ist zweckmäßig, die Pille immer zur gleichen Tageszeit, am besten abends, einzunehmen. Wird die Einnahme an einem Abend vergessen, kann sie am nächsten Morgen nachgeholt werden. Ist die Pause zwischen der Einnahme zweier Pillen aber größer als sechsunddreißig Stunden, dann kann man sich auf den Empfängnisschutz nicht mehr verlassen. In der „pillenfreien" Woche erfolgt eine Blutung, die etwa der sonstigen Monatsblutung entspricht. Will ein Mädchen das Auftreten der Blutung

einmal bewußt verschieben (vielleicht wegen einer Reise oder aus anderen Gründen), braucht sie die Hormonpillen nur einfach weiterzunehmen. Erst wenn die Tabletteneinnahme abgebrochen wird, tritt dann zwei oder drei Tage später die Blutung auf.
Die achttägige Pause kann zur Fehlerquelle werden, wenn der richtige Zeitpunkt des Wiederbeginns der Einnahme verpaßt wird. Um solche Fehler zu vermeiden, sind die Pillen nach Wochentagen geordnet verpackt, so daß man sich stets vergewissern kann, ob die für den jeweiligen Tag fällige Pille schon eingenommen wurde oder nicht. Noch einfacher anzuwenden ist aber die Achtundzwanziger-Packung. Dabei wird die Pilleneinnahme am ersten Tag der Monatsblutung begonnen und dann überhaupt nicht mehr unterbrochen, sondern Tag für Tag fortgesetzt. Trotzdem werden nicht mehr Hormone geschluckt als bei der Einundzwanziger-Packung, und die Blutung setzt ebenso regelmäßig ein.
Dies wird durch einen einfachen Trick erreicht; die Achtundzwanziger-Packung hat auch nur einundzwanzig Hormonpillen, dann aber sieben weitere Pillen, die etwas anders aussehen und keine Hormone enthalten, sondern eine ganz harmlose Substanz. Diese Pillen für die Zwischentage dienen nur dazu, die Gewohnheit der täglichen Einnahme nicht zu unterbrechen.
Die Pille ist, wie gesagt, das sicherste der heute bekannten Verhütungsmittel. Sie ist einfach in der Anwendung und stört den Geschlechtsverkehr in keiner Weise. Sie ist auf ärztliche Verschreibung in allen Apotheken zu haben und nicht sehr teuer (ca. DM 6,– für einen Monat). Trotzdem kann sie nicht in jedem Falle als das beste Verhütungsmittel für Jugendliche empfohlen werden.
In gesundheitlicher Hinsicht ist die Pille problematischer als jedes andere Verhütungsmittel. Sie wirkt nicht lokal am Ort des Geschehens, also an Glied und Scheide, wie es die anderen Verhütungsmittel tun, sondern innerlich. Die Hormone kommen von Magen und Darm in die Blutbahn und wirken über die Hirnanhangsdrüse (Hypophyse) auf die Eierstöcke (Ovarien). Dies bedeutet einen Eingriff in den sehr fein abgestimmten Hormonhaushalt des Körpers. Kein Arzt und kein Wissenschaftler ist bis heute in der Lage, mit Sicherheit zu sagen, ob das auf die Dauer bestimmt nicht schädlich sein wird. Es ist unrichtig und leichtfertig, wenn ein junger Arzt apodiktisch

schreibt: „Die Pille ist also unschädlich", und alle ärztlichen Einwendungen dagegen mit ideologischen Argumenten abtut. In einem Bericht, den englische Wissenschaftler im Jahre 1970 veröffentlichten, heißt es zusammenfassend: „Es ist noch immer nicht ganz bekannt, ob die Pille ernstlichere oder dauerhafte Nebenwirkungen hat oder nicht."
Harmlose Störungen werden besonders bei Beginn der Einnahme öfters beobachtet, wie Übelkeit, Sodbrennen, Gewichtszunahme oder auch -abnahme und Spannung in den Brüsten. Sie verschwinden meist, wenn die Pille weiter genommen wird, nach einigen Monaten. Auch durch einen ärztlich verordneten Wechsel des Präparates können sie manchmal behoben werden. Blutungsstörungen, die während der Pilleneinnahme auftreten (Schmierblutungen, Zwischenblutungen oder Ausbleiben der Blutung) sind meist harmlos und bedeuten nie eine Schwangerschaft. Wenn sie nicht bald aufhören, muß ein Arzt um Rat gefragt werden. Für ernstere Gesundheitsstörungen durch die Pille besteht kein sicherer Beweis, sie können aber auch nicht mit absoluter Sicherheit ausgeschlossen werden; besonders handelt es sich dabei um Störungen der Blutgerinnung, die zu gefährlichen Blutpfropfbildungen in den Adern führen können, und um Schädigungen der Leber. Daneben werden gelegentlich Veränderungen am Kreislauf, an der Schilddrüse, an den Gelenken, am Zuckerstoffwechsel, an der Haut, an den Scheidenschleimhäuten und in der seelischen Verfassung des Menschen beobachtet. Krebserzeugung durch die Pille ist äußerst unwahrscheinlich; aber die große Zahl der anderen unerwünschten Nebenwirkungen — erwünscht ist ja nur die Empfängnisverhütung —, die zwar selten sind, aber doch nicht völlig ausgeschlossen werden können, macht es verständlich, daß die Meinung der Ärzte über die Pille noch geteilt ist. Einige lehnen sie völlig ab, es sind meist ältere Ärzte. Andere bejahen sie uneingeschränkt, es sind meist sehr junge Ärzte. Wenn man die sehr vielen Stimmen für und wider, zu denen fast täglich neue hinzukommen, kritisch gegeneinander abwägt, wird man der Pille gegenüber zurückhaltend, aber nicht grundsätzlich ablehnend sein.
Etwa zwanzig Millionen Frauen auf der ganzen Welt nehmen laufend hormonelle Verhütungsmittel. Ernstere gesundheitliche Schäden werden nur selten und nur bei

wenigen Frauen beobachtet. Eine Schwangerschaft ist mit sehr viel größeren gesundheitlichen Gefahren verbunden. Wenn keine besondere familiäre oder persönliche Gefährdung hinsichtlich Leberschäden, Blutgerinnungsstörungen oder Unterleibs- und Brustkrebs vorliegt und eine sichere Schwangerschaftsverhütung gewünscht wird, wird der Arzt die Pille verordnen. Das gilt zunächst für Frauen, die auch später keine Kinder mehr haben wollen. Eine Frage ist nämlich noch offen: Wird die Pille irgendwelche Folgen für die Nachkommen haben (man nennt sie „genetische Veränderungen")? Es liegen bis heute keine begründeten Verdachtsmomente für solche nachteiligen Wirkungen vor, aber sie können auch nicht mit letzter Sicherheit ausgeschlossen werden. Die Pille wurde erst vom Jahre 1956 ab auf Puerto Rico getestet und fünf Jahre später zur allgemeinen Anwendung in Amerika freigegeben. Es bedarf aber einer wesentlich längeren Beobachtungszeit, als wir sie bis jetzt übersehen, um mit Sicherheit sagen zu können, daß die Nachkommenschaft auch nach mehreren Generationen nicht ungünstig beeinflußt werden wird. Zwar ist die Wahrscheinlichkeit solcher nachteiliger Wirkung so gering, daß die Pille von den meisten Ärzten auch dann verordnet wird, wenn später noch Kinder gewünscht werden. Aber, wie gesagt, völlige Sicherheit darüber besteht noch nicht, wie sich die Einnahme der Pille auf die Nachkommenschaft auf lange Sicht auswirken wird.

### Junge Mädchen und Pille

Dürfen junge Mädchen die Pille nehmen, und wenn ja, von welchem Alter an? Alles, was über das gesundheitliche Risiko der Pille gesagt wurde, gilt auch für junge Mädchen; für sie gilt es sogar in besonderer Weise. Die befürchteten Gesundheitsstörungen (die ja zum Glück nur selten vorkommen) werden, falls sie in Erscheinung treten, dieses um so eher tun, je länger die Pille eingenommen wird, und es ist klar, daß dies wesentlich länger geschehen kann, wenn mit der Einnahme mit siebzehn Jahren statt mit siebenunddreißig Jahren begonnen wird. Dazu kommen beim jungen Mädchen noch gesundheitliche Gefährdungen, die in höherem Alter keine Rolle mehr spielen. Einmal könnte die Pille durch ihren Eingriff in den Hormonhaushalt das körperliche Wachstum vorzeitig beenden und zum anderen die normale Entfaltung der Eierstockstätigkeit stören. Die Pille sollte deshalb grundsätzlich erst genommen werden, wenn das Wachstum abgeschlossen ist und die Eierstöcke richtig funktionieren, das ist unterschiedlich zwischen dem fünfzehnten und achtzehnten Lebensjahr der Fall. Im einzelnen wird der Arzt entscheiden müssen, ob es die körperliche und geschlechtliche Reife eines Mädchens schon erlaubt, die Pille zu nehmen oder nicht. Wird die Pille eingenommen, dann sind regelmäßige ärztliche Gesundheitskontrollen in viertel- bis halbjährlichen Abständen erforderlich.

Man darf aber nicht nur an die körperliche Gesundheit, sondern muß an den ganzen Menschen denken, und das zwingt zu einer weiteren Überlegung. In diesem Buche wurde verschiedentlich die Forderung erhoben, junge Menschen sollten stets ein Verhütungsmittel bei sich haben. Wäre es dann nicht das Sicherste, Mädchen nähmen immer die Pille ein, sobald sie aus den Wachstumsjahren heraus sind? Nein! Erstens bestehen die erwähnten — wenn auch geringen — gesundheitlichen Bedenken. Zum anderen aber sollte die Pille erst dann eingenommen werden, wenn der Geschlechtsverkehr ohnehin bereits regelmäßig ausgeübt wird. Andernfalls könnte die Einnahme der Pille allein der Grund für solche Regelmäßigkeit werden, und das wäre schade; denn richtige Freude macht das intime Zusammensein nur, wenn es aus Liebe geschieht, und nicht, wenn es wegen der Pille geschieht!

Wer schon vorbeugend die Pille nimmt, wird den Geschlechtsverkehr suchen; denn sonst bliebe die Einnahme ja sinnlos, und wer machte auf die Dauer schon gerne etwas Sinnloses, noch dazu, wenn es Geld kostet und vielleicht körperliches Unbehagen bereitet? So wird die Einnahme der Pille auch dann zum Geschlechtsverkehr führen, wenn gar keine Liebe vorhanden ist. Der Geschlechtsverkehr wird zur Pflicht, nur weil zu zeitig mit der Einnahme der Pille begonnen wurde. Auch junge Männer werden sich einem ungebundenen jungen Mädchen gegenüber, von dem sie wissen, daß es bereits die Pille einnimmt, anders verhalten als sonst.

Deshalb auf alle Fälle zur Sicherheit immer ein Schutzmittel bei sich haben. Die Pille aber erst einnehmen, wenn man schon ein festes Liebesverhältnis und sich mit dem Partner darüber besprochen hat, wenn der Arzt keine Gegengründe feststellt und wenn man sich über die noch offenen Fragen hinsichtlich der Gesundheit und der Nachkommenschaft, wie sie hier erwähnt wurden, Gedanken gemacht hat.

## Ärztliche Verordnung der Pille an junge Mädchen

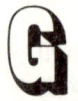rundsätzlich darf jeder Arzt die Pille verordnen; kein Arzt aber kann dazu gezwungen werden.

Die Bundesärztekammer hat im Jahre 1970 den deutschen Ärzten folgende Leitsätze für die Verordnung von Pillen (Ovulationshemmern) an junge Mädchen gegeben:

1. Mädchen unter sechzehn Jahren sollen Ovulationshemmer nicht erhalten (dafür sind ärztliche und juristische Gründe maßgebend).
2. Minderjährigen zwischen dem sechzehnten und achtzehnten Lebensjahr soll der Arzt Ovulationshemmer nur verschreiben, wenn die Einwilligung der Eltern oder des Erziehungsberechtigten vorliegt.
3. Nach Vollendung des achtzehnten Lebensjahres kann die Verordnung auch ohne diese Einwilligung erfolgen, wenn nach Auffassung des Arztes die für eine eigene verantwortliche Entscheidung erforderliche persönliche Reife vorhanden ist.

Dies sind „Empfehlungen", an die die Ärzte nicht zwingend gebunden sind. Da es aber durchaus vernünftige Empfehlungen sind, werden sich die meisten Ärzte wahrscheinlich danach richten, vorausgesetzt natürlich, daß im Einzelfall keine gesundheitlichen Gründe vorliegen, die die Verordnung der Pille grundsätzlich verbieten.

## Weitere hormonhaltige Verhütungsmittel

Neben der besprochenen Pille gibt es noch die Zwei-Phasen-Methode. Dabei wird nicht über die ganze Zeit eine Pille mit der gleichen Hormonkombination eingenommen, sondern vom fünften bis achtzehnten Zyklustag nur Oestrogen und vom achtzehnten bis fünfundzwanzigsten Tag die Oestrogen-Gestagen-Kombination. Man verursacht damit, die Hormonproduktion im normalen Zyklusablauf nachzuahmen. Der Vorteil dieser Unterteilung ist, daß weniger Unverträglichkeitserscheinungen auftreten, der Nachteil aber, daß der Empfängnisschutz offenbar nicht ganz so sicher ist.
Neuerdings gibt es eine modifizierte Zwei-Phasen-Methode, bei der in den ersten sechzehn Tagen Oestrogen mit einem nur sehr geringen Gestagenzusatz und in den folgenden sieben Tagen die übliche Oestrogen-Gestagen-Kombination eingenommen wird. Diese Pille soll sehr sicher und sehr gut verträglich sein und besonders wenig Nebenerscheinungen verursachen.
Seit einiger Zeit sind bei uns auch Hormonspritzen im Handel. Sie enthalten 150 mg Gestagen, und mit ihnen ist es möglich, durch eine einzige Einspritzung eine empfängnisfreie Zeit von mehr als drei Monaten zu erzielen. Das kann vorteilhaft sein, es kann sich aber auch nachteilig auswirken. Der Vorteil besteht darin, daß man nicht regelmäßig etwas einnehmen muß (und es also auch nicht vergessen kann!), der Nachteil aber liegt darin, daß die eingespritzten Hormone mindestens drei Monate und mitunter auch noch sehr viel länger im Körper wirksam sind und daß ihre Wirkung nicht, wie bei der Pille, jederzeit beendet werden kann, wenn es notwendig erscheint oder gewünscht wird. Der Empfängnisschutz ist bei der Spritze sehr sicher, aber mindestens am Anfang treten öfters störende Nebenwirkungen auf. Zwischenblutungen und Schmierblutungen stellen sich relativ häufig ein, andererseits aber bleibt die regelmäßige Monatsblutung vollkommen aus. Solange noch keine umfangreicheren Erfahrungen mit diesen Spritzen vorliegen, können sie für Jugendliche nicht empfohlen werden.

## Die Namen der hormonellen Verhütungsmittel

Gegenwärtig (Winter 1970) sind die nachstehend genannten hormonhaltigen Empfängnisverhütungsmittel in der Bundesrepublik Deutschland im Handel:

Einphasenmethode: Agenoral — Anacyclin (auch 28) — Anovlar 21 — Co-Ervonum — Delpregnin — Duoluton — Eugynon 21 (auch 28) — Etalontin 21 (auch 28) — Lyndiol — Noracyclin 22 — Neogynon 21 (auch 28) — Orlest (auch 28) — Orgaluton — Ortho-Novum — Ovulen — Planovin — Sistometril — Stediril — Weradys — Zyklo-Farlutal.

Zweiphasenmethode: Menoquens — Neo-Novum — Ovanon.

Modifizierte Zweiphasenmethode: Kombiquens — Oraconal — Tri-Ervonum.

Spritzen: Depo-Clinovir.

Die einzelnen Präparate unterscheiden sich geringfügig durch ihre Hormonzusammensetzung und -dosierung. In ihrer empfängnisverhütenden Wirkung sind sie innerhalb der einzelnen Methoden alle gleich sicher, hinsichtlich der Nebenwirkungen aber können sich Unterschiede zeigen. Der Arzt muß entscheiden, welche Pille im Einzelfalle die geeignetste ist.


## Hormonelle Verhütungsmittel, die noch erforscht werden

Eine interessante und zukunftsreiche Neuentwicklung ist die „Pille des Monats", die jeweils am vierundzwanzigsten Zyklustag eingenommen werden muß. Durch ihren Gestagengehalt bewirkt sie zunächst das Auftreten einer Monatsblutung (genau: Abbruchblutung), und durch ihr Oestrogen, das im Fettgewebe

des Körpers gespeichert und von dort langsam freigesetzt wird, wirkt sie für vier Wochen empfängnisverhütend. Anders ist die Wirkung der „Wochenpille", die einmal wöchentlich zu nehmen wäre. Sie läßt die Tätigkeit der Eierstöcke unberührt, stört aber die Entwicklung der Gebärmutterschleimhaut so, daß diese kein befruchtetes Ei aufzunehmen vermag und es nicht zur Einnistung (Implantation) des Keimlings kommen kann.
Ein weiteres hormonelles Verhütungsmittel, die sogenannte „Mini-Pille", enthält nur eine kleine Gestagendosis und muß ununterbrochen täglich eingenommen werden. Sie verhindert vor allem die Verflüssigung des Schleimpfropfs im Gebärmutterhals, wie sie sonst kurz vor dem Eisprung eintritt. Der Schleim bleibt zäh, und die Samenzellen können nicht in die Gebärmutter eindringen, und außerdem wird die Gebärmutterschleimhaut verändert. Die Eierstöcke aber werden in ihrer Tätigkeit durch diese Pille nicht behindert, und Eireifung und Eisprung laufen normal ab. Ein Nachteil aber ist es, daß bislang unregelmäßige Blutungen auftreten und daß außerdem die Empfängnisverhütung nicht so sicher ist wie bei der kombinierten Hormonpille.
Großes Interesse wird der „Pille danach" (morning after pill) entgegengebracht. Diese Pille verhindert eine Schwangerschaft auch dann noch, wenn sie nach dem Verkehr, zum Beispiel am nächsten Morgen, eingenommen wird. Die darin enthaltene Hormondosis (Oestrogen) ist aber sehr viel höher als in der üblichen „Pille" und verursacht starke Übelkeit und Erbrechen, so daß ihre Einnahme, die fünf Tage lang erfolgen muß, unzumutbar ist. Dies um so mehr, als sich niemals sicher beurteilen läßt, ob nach einem Geschlechtsverkehr wirklich eine Schwangerschaft eingetreten ist oder nicht, so daß die „Pille danach" in vielen Fällen also auch unnötigerweise eingenommen würde. Ihre Wirkung, die nicht völlig geklärt ist, beruht wahrscheinlich darauf, daß entweder der Transport des befruchteten Eies durch den Eileiter so beschleunigt wird, daß es die Gebärmutter vorzeitig erreicht, oder aber daß Störungen in der Gebärmutter selbst erfolgen, die die Einnistung des Eies verhindern. Bei Versuchen an Tieren wurde in einzelnen Fällen beobachtet, daß die Schwangerschaft nicht ausblieb, aber daß Mißbildungen am heranwachsenden Keim auftraten. Solange alle diese Unsicherheiten nicht beseitigt

sind, kann und wird diese Pille nicht für den Gebrauch freigegeben werden. Darüber hinaus besteht ein Problem dieser nachträglichen Pilleneinnahme darin, daß hier nicht mehr die Vereinigung von Ei und Samenzelle verhindert, sondern erst die Einnistung des bereits heranwachsenden Keimes in die Gebärmutter, die bekanntlich fünf bis sieben Tage später erfolgt, verhindert wird. Es bestehen unterschiedliche Ansichten darüber, ob dies noch als Verhütung gelten kann oder bereits als Frühabtreibung bezeichnet werden muß.

Für alle Fälle, in denen nicht rechtzeitig eine Verhütungsmaßnahme beachtet wurde, wäre eine sicher wirkende „Pille danach" natürlich außerordentlich wünschenswert. Es bleibt zu hoffen, daß es der Forschung in den nächsten Jahren gelingen wird, diese Pille so weit zu entwickeln, daß sie für die praktische Anwendung brauchbar ist.

Ein weiteres Präparat, die „Schweden-Pille", zerstört eine eingetretene Schwangerschaft auch dann noch, wenn es wenige Wochen nach der Empfängnis eingenommen wird, und ist damit eindeutig ein Abtreibungsmittel. Seine Funktion besteht darin, daß es das zum Schutze der Schwangerschaft notwendige Gelbkörperhormon, das vom Eierstock gebildet wird, unwirksam macht und dadurch die Ausstoßung der Gebärmutterschleimhaut samt dem Keim bewirkt. Die bislang in Schweden vorgenommenen Untersuchungen haben keine sehr zuverlässige Wirkung ergeben, und es wird sicher noch langer Forschungsarbeit bedürfen, bis diese Pille für den Handel reif ist. Solange bei uns die Abtreibung verboten ist, wird auch die „Schweden-Pille", falls sie überhaupt einmal in den Handel kommt, hier verboten sein.

Alle in diesem Abschnitt besprochenen hormonellen Verhütungsmittel sind, wie gesagt, noch in der Erforschung. Ob und wann sie so weit entwickelt sein werden, daß sie für den allgemeinen Gebrauch freigegeben werden können, weiß niemand sicher vorauszusagen.

## Pille für den Mann

Im Vergleich zur hormonellen Empfängnisverhütung bei der Frau sind die entsprechenden Forschungen für den Mann noch nicht sehr weit gediehen. Bei den bisher erprobten Medikamenten zur vorübergehenden Unfruchtbarmachung haben sich stets erhebliche störende Nebenwirkungen gezeigt. Nach der Einnahme des einen Mittels traten bei Genuß kleiner Mengen Alkohols schwere Gesundheitsstörungen auf, von anderen Mitteln wurden die Männer verweiblicht, bei wieder anderen Medikamenten, die die Samenbildung in den Hoden verhinderten, war nicht sicher, ob sie nach längerer Anwendung nicht dauernde Schäden verursachen würden. Für den praktischen Gebrauch anwendbare Mittel für den Mann, die der „Pille" für die Frau entsprechen, gibt es bislang nicht.

## Operative Unfruchtbarmachung

Durch einen operativen Eingriff können beim Mann die Samenleiter oder bei der Frau die Eileiter unterbunden werden, und damit ist dann der Weg, den die Keimzellen zur Befruchtung zurücklegen müssen, verlegt. Diese Sterilisierung darf nicht mit Kastration verwechselt werden. Bei der Kastration werden die Keimdrüsen (Hoden oder Eierstöcke) entfernt, bei der Sterilisation bleiben sie dagegen mit ihren wichtigen Hormonen dem Körper erhalten; nur ihre Fortpflanzungsfunktion wird unterbunden. Beim Manne kann kein Samenerguß mehr erfolgen, und bei der Frau kann die Eizelle nicht mehr in die Gebärmutter gelangen.
Die Sterilisation des Mannes erfolgt durch kleine Einschnitte beiderseits des Hodensackes, von denen aus die Samenleiter abgebunden werden. Es handelt sich um eine kleine Operation, die auch ambulant vorgenommen werden kann.
Das Abbinden der Eileiter bei der Frau (Abb. 8) ist ein sehr viel größerer Eingriff, wenn dabei die Bauchhöhle

eröffnet werden muß. Neuerdings gibt es aber Instrumente, bei denen der Arzt die Bauchdecken durchdringen und die Unterbindung der Eileiter ohne Operation vornehmen kann. Damit ist dieser Eingriff bei der Frau auch einfacher geworden und erfordert nur noch einen Krankenhausaufenthalt von zwei Tagen.

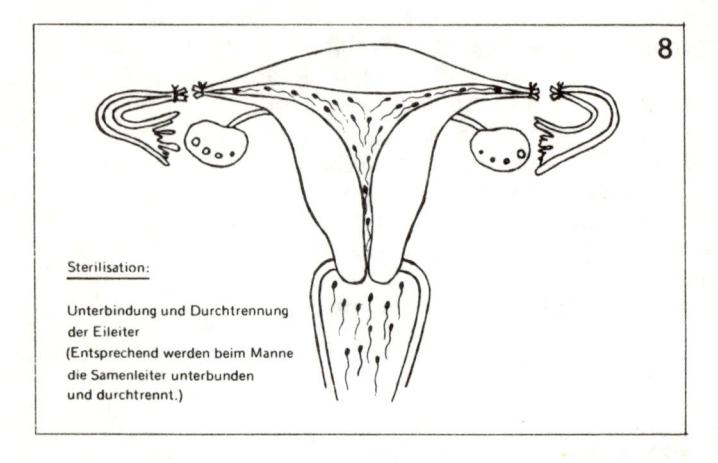

8

Sterilisation:

Unterbindung und Durchtrennung der Eileiter
(Entsprechend werden beim Manne die Samenleiter unterbunden und durchtrennt.)

Die Sterilisation ist eine fast absolut sichere Verhütungsmethode, aber sie ist nur schwer wieder rückgängig zu machen. Einmal abgebundene Eileiter oder Samenstränge lassen sich selbst durch schwierige Wiederherstellungsoperationen häufig nicht wieder durchgängig machen. Das Bewußtsein, nie mehr Kinder zeugen oder empfangen zu können, führt mitunter zu seelischen Bedrückungen. Die Fähigkeit, sich fortpflanzen zu können, solange man das entsprechende Alter hat, gehört zum Selbstwertbewußtsein des Menschen. Eine operative Sterilisation ist deshalb nur dann angezeigt, wenn aus Gesundheitsgründen eine Schwangerschaft unbedingt und für immer vermieden werden muß, oder wenn Menschen, die schon mehrere Kinder haben, sich nach gründlicher Abwägung aller Vor- und Nachteile freiwillig dafür entscheiden; dabei muß auch an die Frage einer eventuellen späteren (Wieder-) Verheiratung gedacht werden. Für gesunde, junge Menschen kann dieser Eingriff wegen der damit verbundenen dauernden Unfruchtbarkeit als Methode der Empfängnisverhütung nicht in Betracht gezogen werden.

## Enthaltsamkeit

**B**ei allem technischen und medizinischen Fortschritt soll nicht vergessen werden, daß die älteste aller Verhütungsmaßnahmen auch heute noch die sicherste ist: die sexuelle Enthaltsamkeit. Wenn kein Samen in die Scheide gelangt, kann auch keine Schwangerschaft eintreten — und das läßt sich durch Enthaltsamkeit mit absoluter Sicherheit erreichen.
Die sexuelle Enthaltsamkeit galt der alten Moral als das einzig wirklich tugendhafte und saubere Verhalten bis zur Ehe. Sie wurde auch als völlig unschädlich für die Gesundheit hingestellt.
Fest steht, daß man dadurch weder eine Schwangerschaft noch die Ansteckung mit einer Geschlechtskrankheit riskiert. Auch seelische Belastungen, die ein Geschlechtsverkehr mit sich bringen kann, werden sicher vermieden.
Dafür kann die Enthaltsamkeit aber ihrerseits Schäden verursachen, die man heute erkannt hat. Zwar ist das Vermeiden des Geschlechtsverkehrs körperlich nie gesundheitsschädlich. Die Hoden entleeren ihren Samen, wenn der Samenerguß nicht willkürlich herbeigeführt wird, von Zeit zu Zeit in einer Pollution, die meistens im Schlafe erfolgt, und die Eierstöcke arbeiten völlig unabhängig von jeder geschlechtlichen Betätigung, so daß weder junge Männer noch junge Mädchen durch die Enthaltsamkeit körperliche Schäden zu befürchten brauchen.
Wenn Schäden beobachtet werden, so liegen diese zunächst stets auf seelischem Gebiet. Verkrampfungen, Verdrängungen und Neurosen können auftreten, wenn das natürliche Verlangen des Sexualtriebes nicht befriedigt, sondern unterdrückt wird. Sie müssen nicht auftreten, und es gibt junge Menschen, besonders junge Mädchen, die bis zur Ehe mit dem Geschlechtsverkehr warten, ohne dadurch irgendeinen Schaden zu erleiden. Sie fühlen sich oft sogar sehr froh und glücklich dabei, sofern nämlich die Enthaltsamkeit von ihnen innerlich bejaht und wirklich freiwillig eingehalten wird. Das hat nichts mit modern oder unmodern zu tun, sondern ist einfach eine Frage der persönlichen Einstellung. Wenn die Enthaltsamkeit aber zur qualvollen Versagung wird, wenn man schrecklich gern sexuelle Kontakte hätte und sich

auch reif dazu fühlt, sie aber aus Angst, aus Folgsamkeit oder aus falscher Frömmigkeit nicht aufzunehmen wagt, dann kann es zu seelischen Schäden kommen. Deshalb ist die sexuelle Enthaltsamkeit nur dort ein vernünftiges und sicher unschädliches Verhalten bis zur Ehe, wo sich der oder die Betreffende aus freiem Entschluß und innerer Überzeugung dazu entscheidet.
Wer grundsätzlich für die Enthaltsamkeit bis zur Ehe ist, aber nicht ganz sicher weiß, ob er sie bestimmt auch stets und unter allen Umständen durchhalten wird, sollte auf alle Fälle doch lieber immer ein Verhütungsmittel bei sich haben — ganz unauffällig und ganz verborgen; aber ehe es zum Verkehr kommt, sollte er sich daran erinnern! Jungen Menschen die Enthaltsamkeit weiterhin als die ideale Methode zur Empfängnisverhütung zu empfehlen, wäre heute, da es so viele andere zuverlässige Methoden gibt, nicht mehr zeitgemäß.

### Wie sicher sind die einzelnen Verhütungsmethoden?

Wenn hundert Mädchen beziehungsweise Frauen im gebärfähigen Alter ein Jahr lang regelmäßig ungeschützten Geschlechtsverkehr haben (man spricht von „hundert Frauenjahren"), so entstehen dabei ca. 90 Schwangerschaften. Die nachfolgende Tabelle gibt an, mit wie vielen Schwangerschaften man dagegen rechnen müßte, wenn die genannten Verhütungsmethoden angewandt würden.

| | | |
|---|---|---|
| Scheidenspülungen | 32 | Schwangerschaften |
| chemische Mittel | 25 | Schwangerschaften |
| unterbrochener Geschlechtsverkehr | 24 | Schwangerschaften |
| Kalendermethode (Knaus-Ogino) | 18 | Schwangerschaften |
| Scheidendiaphragma zusammen mit chemischen Mitteln | 14 | Schwangerschaften |
| Verschlußkappe | 7 | Schwangerschaften |
| Kondom | 7 | Schwangerschaften |
| Intrauterinpessar | 3–4 | Schwangerschaften |

| Temperaturmethode | 2 Schwangerschaften |
| „Pille" | 0–1 Schwangerschaft |

Ein sehr erfahrener amerikanischer Frauenarzt teilt die Verhütungsmittel nach ihrer Wirksamkeit folgendermaßen ein:

| | |
|---|---|
| am zuverlässigsten: | die „Pille" und Hormonspritzen |
| sehr zuverlässig: | Kondom, Intrauterinpessar, Portiokappe, Scheidendiaphragma zusammen mit samenabtötenden Mitteln |
| mäßig zuverlässig: | Temperaturmethode, samenabtötende chemische Mittel allein |
| wenig zuverlässig: | unterbrochener Geschlechtsverkehr, Kalendermethode |
| am unzuverlässigsten: | Scheidenspülung |

Diese Einteilung stimmt mit der vorstehenden Tabelle nicht ganz überein. Die Unterschiede erklären sich dadurch, daß die Zuverlässigkeit oder Unzuverlässigkeit nicht nur von den angewandten Methoden, sondern auch ganz wesentlich davon abhängt, wie und von wem die Methoden angewandt werden. Statistiken geben immer Durchschnittszahlen an, bei denen auch diejenigen mit erfaßt werden, die die von ihnen angegebenen Verhütungsmethoden nicht richtig und nicht sorgfältig genug anwenden. Die Zuverlässigkeit der empfängnisverhütenden Wirkung läßt sich bei jeder Methode wesentlich verbessern, wenn sie stets sehr sorgfältig und gewissenhaft angewandt wird.

## Zukunftsaussichten der Empfängnisverhütung

Seit einiger Zeit werden Untersuchungen mit Impfstoffen angestellt, durch die es gelingen soll, im Körper Abwehrstoffe gegen die in den eigenen Keimdrüsen erzeugten Samen- oder Eizellen entstehen zu lassen, die die Keimzellen dann abtöten. Es ist dasselbe Prinzip, das sich seit langem bei vorbeugenden Impfungen gegen bestimmte Krankheitskeime bewährt hat. Andererseits versucht man auch, durch Impfstoffe Abwehrreaktionen im Körper der Frau gegen die Spermien ihres Ehemannes zu erzeugen, und dieser Effekt soll wunschgemäß entweder für kürzere oder für längere Zeit hervorgerufen werden können. Amerikanische Forscher hoffen, einen solchen „Anti-Fruchtbarkeits-Impfstoff" in fünf bis zehn Jahren entwickelt zu haben. Andere Bemühungen gehen dahin, eine vorübergehende Unfruchtbarkeit durch Verstopfung der Eileiter oder der Samenleiter zu erzielen. Dabei wird ein flüssiges Silicon-Gummi in die Samenleiter oder Eileiter eingespritzt, wo sich dieses Gummi verfestigt und einen Pfropfen bildet, der den Durchgang für die Spermien verhindert. Soll die Fruchtbarkeit wieder hergestellt werden, können diese Pfropfen durch einen kleinen operativen Eingriff herausgenommen werden. Diese Methode ist aber noch zu wenig erforscht, um schon sagen zu können, ob sie für die Zukunft eine Bedeutung gewinnen wird.
Vergleichsweise einfach ist ein Verhütungsmittel, von dem in letzter Zeit aus Ungarn berichtet wird. Es soll sowohl vom männlichen als auch vom weiblichen Partner angewandt werden können. Dieser sogenannte „C-Film" wird als dünner, geschmeidiger, wasserlöslicher Film von einer Größe von 4 cm$^2$ beschrieben. Er hat eine stark samenabtötende Wirkung und wird vor dem Verkehr in die Scheide eingeführt oder auf die angefeuchtete Eichel des Gliedes gelegt. Wenn ihn der Mann und das Mädchen gleichzeitig gebrauchen, was bei der einfachen Anwendungsform keine Schwierigkeiten bereitet, erhöht sich dadurch die Verhütungswirkung. Die ersten Reihenversuche ergaben gute Verträglichkeit und eine hohe Sicherheit dieser neuen Methode; weitere Ergebnisse müssen aber abgewartet werden.

Ganz neue Möglichkeiten zur Empfängnisverhütung verspricht man sich schließlich von der Aufhellung der komplizierten bio-chemischen Vorgänge, die in unmittelbarem Zusammenhang mit der Reifung und Ausstoßung der Keimzellen sowie mit der späteren Vereinigung der Keimzellen bei der Befruchtung stehen.

**Empfängnisverhütung und Geschlechtskrankheiten**

ine große internationale Ärztezeitschrift berichtete kürzlich, daß viele Mädchen bei der Anwendung von Verhütungsmitteln meinten, sie seien nicht nur gegen die Schwangerschaft, sondern auch gegen Geschlechtskrankheiten geschützt. Es scheint also wichtig, darauf hinzuweisen, daß außer dem Kondom keine Verhütungsmethode auch nur den geringsten Schutz gegen die Ansteckung mit einer Geschlechtskrankheit bietet, besonders auch nicht die „Pille".
Die bei uns am häufigsten vorkommenden Geschlechtskrankheiten, die Syphilis (Lues) und besonders der Tripper (Gonorrhoe), sind jetzt wieder so verbreitet, daß das Risiko einer Ansteckung sehr groß ist. Wenn man nicht sicher weiß, daß der Partner gesund ist, muß man daran denken! Die Geschlechtskrankheiten sind sehr leicht übertragbar, und nach jedem Geschlechtsverkehr mit einem erkrankten Partner muß eine Ansteckung angenommen werden. Ein ungewohnter, gelblich-eitriger Ausfluß aus der Scheide oder aus der Harnröhre und ein Brennen beim Wasserlassen wenige Tage nach dem Geschlechtsverkehr deuten auf einen Tripper hin; ein kleines, hartes und schmerzloses Geschwür an einer Stelle, die mit den Geschlechtsteilen des Partners in Berührung gekommen ist, erweckt den Verdacht auf eine Syphilis. In jedem solchen Falle muß sofort ein Arzt aufgesucht werden. Geschieht dies nicht, drohen dem Betreffenden schwere Gesundheitsschäden, und außerdem wird er zu einer Ansteckungsquelle für jeden weiteren Partner, mit dem er sexuellen Kontakt hat. Der Arzt darf aufgrund seiner Schweigepflicht keinem anderen etwas über die Erkrankung sagen, und die Behandlungskosten werden von der Krankenkasse übernommen.

## Abtreibung

Die Abtreibung ist keine Methode der Empfängnisverhütung. Mit ihr kann man nach einer Empfängnis nur durch Abtötung des heranwachsenden Keimes die Geburt verhindern. Von mancher Seite wird heute die Abtreibung als eine Methode der Geburtenregelung empfohlen; sicherlich ist es die schlechteste aller Methoden!
Nach dem derzeit gültigen Gesetz sind bei uns Abtreibungen nur dann erlaubt, wenn das Leben der Mutter durch die Schwangerschaft gefährdet ist; man spricht dann von der „medizinischen Indikation". Im Rahmen von Gesetzesreformen wird in nächster Zeit die Schwangerschaftsunterbrechung wahrscheinlich auch in den Fällen freigegeben werden, in denen die Schwängerung durch ein Notzuchtverbrechen erfolgte. In anderen Ländern (Ostblockstaaten, England, USA, Japan) verfährt man großzügiger und erkennt auch wirtschaftliche oder soziale Gründe für die Unterbrechung an. Diese Regelung, die im Interesse der ungewollt schwanger gewordenen Mädchen oder Frauen erfolgt, läßt die Frage außer acht, ob das noch im Mutterleib befindliche menschliche Leben schon unter dem Schutze des Gesetzes stehen sollte, oder ob dieser Schutz dem Menschen erst nach seiner Geburt zukommt.
Schwangerschaftsunterbrechungen, die von Ärzten kunstgerecht durchgeführt werden, sind gesundheitlich nicht gefährlicher als eine normale Geburt. Dagegen sind die sogenannten kriminellen Abtreibungen, die unerlaubt und deshalb heimlich von Kurpfuschern oder „Engelmacherinnen" vorgenommen werden, mit einem erheblichen gesundheitlichen Risiko verbunden und gehen mitunter auch tödlich aus.
Wer eine zuverlässige Empfängnisverhütung bei jedem Verkehr gewissenhaft beachtet, braucht sich keine Gedanken über eine Abtreibung zu machen.

## Wo bekommt man Verhütungsmittel?

**A**lle Verhütungsmittel sind in Apotheken käuflich. Hormonhaltige Mittel (Pillen, Spritzen) sind rezeptpflichtig. Verschlußkappen und Scheidendiaphragma müssen wegen der unterschiedlichen Größe vom Arzt angepaßt werden, sind aber rezeptfrei. Intrauterinpessare pflegt der Arzt selbst zu besorgen. Die mechanischen und die chemischen Verhütungsmittel sind auch in Drogerien erhältlich. Kondome gibt es darüber hinaus bei Friseuren und in Automaten.
Mit Ausnahme der rezeptpflichtigen Mittel können alle Verhütungsmittel auch bei den entsprechenden Versandgeschäften bestellt werden. Das größte einschlägige Versandgeschäft (Beate Uhse, Flensburg) hat jetzt in vielen Großstädten auch Ladengeschäfte eingerichtet, in denen Verhütungsmittel in großer Auswahl angeboten werden.
In Zeitschriften und auch über andere öffentliche Kommunikationsmittel wird heute viel Reklame für Verhütungsmittel gemacht. Diese Reklame ist nicht immer seriös, und man darf nicht alles unbesehen glauben, was da über die vorzüglichen Eigenschaften und die Sicherheit des jeweils angebotenen Mittels gesagt wird. Im Zweifelsfalle ist es immer vernünftig, fachmännische Beratung in Anspruch zu nehmen.

## Beratung

**D**ie Empfängnisregelung ist heute als ein wichtiges Erfordernis allgemein anerkannt, und die Beratung erfolgt auch für junge Menschen frei von jeder moralischen Bevormundung. Viele Ärzte sind in der Lage und bereit, über Verhütungsmethoden Auskunft zu erteilen, oder man kann sich an die Familien- und Eheberatungsstellen der evangelischen oder katholischen Kirche wenden. Die Deutsche Gesellschaft für Familienplanung „Pro familia" widmet sich ganz speziell den Fragen der Empfängnisregelung. Sie hat in allen großen Städten Beratungsstellen, die bereitwillig — besonders auch jungen, unverheirateten Menschen — jede Unterstützung gewähren. Die Adressen findet man in den Telefonbüchern.

## Verhütungsmittel

| Methode | Sicherheit der Empfängnisverhütung | gesundheitliche Auswirkung | Beeinflussung des intimen Zusammenseins | Bemerkungen |
|---|---|---|---|---|
| Unterbrochener Geschlechtsverkehr | sehr unsicher | praktisch unschädlich | sehr störend | nicht zu empfehlen |
| Kalendermethode nach Knaus-Ogino | unsicher | unschädlich | störend durch vorgeschriebene Termine („Liebe nach dem Kalender") | für junge Leute nicht zu empfehlen |
| Basaltemperaturmessungen | nicht ganz sicher | unschädlich | hinderlich durch Bindung an Termine („Liebe nach dem Thermometer") | für junge Leute nicht zu empfehlen |
| Kondom | recht sicher | unschädlich und zusätzlicher Schutz gegen Geschlechtskrankheiten | nicht störend | für junge Leute empfehlenswert |
| Portiokappe | recht sicher | unschädlich | nicht störend | umständlich in der Anwendung |
| Scheidendiaphragma | unsicher | unschädlich | nicht störend | nur zusammen mit chemischen Mitteln empfehlenswert |
| Intrauterinpessar | recht sicher | gesundheitliche Auswirkungen unterschiedlich | nicht störend | für junge Leute ungeeignet |
| Chemische Mittel | unsicher | meist unschädlich | nicht störend | nur zusammen mit Diaphragma zu empfehlen |
| Hormonelle Mittel | sehr sicher | noch nicht völlig geklärt | nicht störend | nicht immer das beste Mittel f. Jugendliche. Rezeptpflichtig |
| Enthaltsamkeit | absolut sicher | meistens unschädlich | meistens störend | nur bei entsprechenden menschlichen Voraussetzungen empfehlenswert |

## Empfängnisschutz und Liebe

Eine sichere Empfängnisverhütung nimmt den Partnern die Angst vor einer Schwangerschaft. Die unerwünschte Schwangerschaft ist wohl mit das größte, aber es ist nicht das einzige Unglück, das die Freude an der Intimgemeinschaft trüben kann. Man könnte sich etwa auch eine Geschlechtskrankheit holen. Und da der Geschlechtsakt für den Menschen nicht nur ein körperliches, sondern zugleich ein seelisches Ereignis ist, kann man seinem Partner oder sich selbst auch seelisches Unglück dadurch zufügen.
Um alle diese unerwünschten Folgen zu vermeiden, muß man überlegt, rücksichtsvoll, liebevoll und verantwortungsbewußt in der Geschlechterbegegnung sein. Die Befreiung aus der Angst vor einer Schwangerschaft ist nur dann gut, wenn sie Liebenden dazu dient, sich befreiter und glücklicher zu lieben; sie ist aber schlecht, wenn sie zum unüberlegten und lieblosen Geschlechtsverkehr verleitet. (Die zunehmende Verbreitung der Geschlechtskrankheiten, die in den letzten Jahren besonders bei jungen Menschen zu beobachten ist, wird nicht zuletzt auf den vermehrten Gebrauch der „Pille" zurückgeführt!)
Durch die intime Begegnung darf der Mensch in seiner Menschlichkeit nicht verletzt und es darf gegen das Gebot der Liebe nicht verstoßen werden. Jeder Geschlechtsverkehr zwischen jungen Menschen soll ein schönes und frohes Erlebnis sein, das beide Partner glücklich macht und an das sie gern zurückdenken. Dazu ist der Empfängnisschutz eine wichtige Voraussetzung, noch wichtiger aber ist, daß die Partner einander liebhaben.
Geschlechtsverkehr allein ist noch keine Liebe. Empfängnisschutz muß auch die Liebe schützen, er darf sie nicht zerstören!

**An alle, die älter und vielleicht gegen dieses Buch sind**

Zunächst eine Frage: Wie ist es Ihnen selbst zwischen zwölf und zwanzig ergangen? Auf welche Weise haben Sie Ihre Kenntnisse von den Verhütungsmitteln erworben? Wären Sie damals vielleicht froh gewesen, sich so sachlich und ausführlich informieren zu können, wie es heute möglich ist? Meinen Sie nicht, daß die genaue Kenntnis der Verhütungsmethoden manchem manches leichter machen könnte? Weniger Angst, mehr Unbefangenheit, mehr Freude, vielleicht sogar mehr Glück im Umgang miteinander; sollte diese Chance nicht auch ein gewisses Risiko rechtfertigen?
Im übrigen ist die Behauptung, daß das Vertrautsein mit den Verhütungsmitteln sexuell enthemmen und leichtsinnig machen müßte, unbewiesen. Die Tatsache aber, daß durch den Nicht-Gebrauch eines Verhütungsmittels alljährlich hunderttausende ungewollter Schwangerschaften mit all ihren unguten Folgen entstehen, ist leider erwiesen. Die unerwünschte Schwangerschaft gehört zu den verbreitetsten seelischen und körperlichen Belastungen für junge Menschen in unserer Zeit, und die Abtreibung ist die einzige Seuche, die heute noch zunimmt.
Im übrigen: Vertrauen verpflichtet, Geheimnistuerei macht unglaubwürdig, und Verbote reizen zum Widerspruch. Deshalb sollten wir alles, was wir über Verhütungsmittel und -methoden wissen, auch jungen Menschen anvertrauen.

**Leseratschläge**

Im Zusammenhang mit dem Thema des vorliegenden Buches empfehlen wir folgende Bücher aus dem Kreuz-Verlag Stuttgart · Berlin:

Vom selben Verfasser — vgl. auch die Umschlagrückseite — ist erschienen:

**Spielregeln für Liebende**

Jugend und neue Moral
157 Seiten, kt. glanzfolienkaschiert DM 7,80

Als erster Band einer neuartigen Reihe praktischer, einbändiger Lexika ist erschienen:

**Lexikon für junge Erwachsene**

Religion — Gesellschaft — Politik
Herausgegeben von Hans-Dieter Bastian
908 Spalten, mit zahlreichen Bildern und Grafiken, mit einer systematischen Übersicht, Autoren- und Sachregister und Leseratschlägen, Leinen mit Schutzumschlag DM 19,80

In Vorbereitung befindet sich der zweite Band dieser lexikalischen Reihe:

**Sexualpädagogisches Lexikon**

Herausgegeben von Tobias Brocher und Ludwig von Friedeburg
ca. 950 Spalten, mit einem Namen- und Sachregister und Literaturangaben, Leinen mit mehrfarbigem Schutzumschlag DM 19,80

**Kreuz-Verlag Stuttgart · Berlin**

Weitere wichtige Literatur zum Thema Sexualpädagogik
im Kreuz-Verlag Stuttgart · Berlin:

**Siegfried Keil**
**Sexualität**

Erkenntnisse und Maßstäbe
249 Seiten, Personen- und Sachregister,
Literaturhinweise, Leinen mit mehrfarbigem
Schutzumschlag DM 14,80

**Fragen und Aufgaben der Geschlechtserziehung heute**

Kirche und Gesellschaft Heft 30
77 Seiten, kt. DM 3,80

**Kirche und Sexualstrafrecht**

Kirche und Gesellschaft Heft 37
Mit einem Vorwort von Bundesminister Horst Ehmke
100 Seiten, kt. DM 5,80

Kreuz-Verlag Stuttgart · Berlin